绘涂前言

- 人体结构精妙绝伦。

- 系统解剖学是医学的最基础课程，具有很强的实用性，但人体解剖名词众多，枯燥难记。本书将"动眼观察、动手绘涂、动脑记忆"通过一束彩色铅笔融为一体，旨为帮助医学生轻松掌握系统解剖学。

- 系统解剖学绘涂书以人体各系统为主线，拆分为 30 个章节插图页面，每个页面包含与本章节直接相关的多幅插图。

- 绘涂工具首选 12 色彩色铅笔，也可用单色铅笔绘涂出明暗浓淡的色差效果。请在每个结构的边界内绘涂，涂色后的图中标注还应清晰可见。建议用红色显示动脉，蓝色显示静脉，黄色显示神经，绿色显示淋巴管。针对同一类结构（如动脉或脊神经），可根据结构的差异绘涂不同的颜色。建议用浅色绘涂较大结构，浓艳色彩绘涂细小的结构。此外，推荐以艳丽的色彩绘涂较生疏的结构，不必刻意绘涂每一个结构。

- 在插页中配有与本章节相关的主要结构名称，名称后带一字母（a~z 和 aˋ~zˋ，相关的结构也可能出现 a1、a2 等），相应的标注字母多在插图中的结构内或有一箭头指示。在每个结构名称前均有一"○"，请用相同的颜色绘涂"○"、结构名称和图中所标注的结构。

- 封底的绘涂示例仅供参考。

- 愿随心动，涂伴我行。

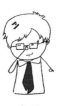

光哥

2016 年仲夏於北医

目　录

开启系统解剖学绘涂之旅吧！

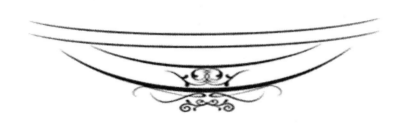

第一章　运动系统

骨总论和躯干骨

一、骨总论

1. 骨的分类：成人 206 块骨。

按部位分类	颅骨、躯干骨、附肢骨
按形态分类	长骨、短骨、扁骨、不规则骨（含气骨）

长骨可分一体（骨干）两端（骺、关节面），其内有空腔（骨髓腔）。

2. 骨的构造：骨质（骨密质和骨松质）及其分布、骨膜、骨髓（红、黄骨髓）。

红骨髓：胎儿及幼儿的骨髓均为具有造血功能的红骨髓，扁骨、不规则骨和长骨的骨松质内终生为红骨髓。

二、躯干骨

包括**椎骨**、**胸骨**和**肋骨**。

1. 椎骨的一般形态

椎体	胸椎椎体肋凹	
	椎孔→椎管	
椎弓	椎弓根	椎上切迹和椎下切迹围成椎间孔，有脊神经通过
	椎弓板	突起：横突、上关节突、下关节突和**棘突**

2. 各部椎骨的主要特征

椎骨	缩写	数量	结构特点
颈椎	C	7块	椎体较小，横突孔，棘突的末端分叉
胸椎	T	12块	椎体肋凹，横突肋凹，棘突长、呈叠瓦状排列
腰椎	L	5块	椎体大，棘突呈宽板状、水平向后、棘突间隙大
骶骨	S	1块	5块骶椎融合而成，倒三角形
尾骨	Co	1块	退化的4块尾椎融合而成

骶管裂孔：各骶椎的椎孔连接形成**骶管**，是椎管的一部分。与骶前、后孔相通。骶管向下开口于**骶管裂孔**，是第 4～5 骶椎的椎弓板缺如而形成的裂孔。

骶角：在骶管裂孔两侧有第 5 骶椎下关节突构成的**骶角**，可在体表摸到。临床上进行骶管穿刺时，常以骶角作为确定骶管裂孔位置的标志。

3. 胸骨：可分为**胸骨柄**、**胸骨体**、**剑突**三部分。

胸骨角：胸骨柄和体连结处，形成微向前凸的角，称为**胸骨角**，可在体表摸到。胸骨角两侧与第 2 肋软骨连接，可作为在胸前外侧壁计数肋的标志；胸骨角平对第 4 胸椎体下缘，此平面正对气管杈、主动脉弓的起始端和末端、食管的第 2 狭窄处，也是上纵隔与下纵隔分界的标志。

颈静脉切迹：胸骨柄呈上宽下窄的四边形，上缘的中部略微凹陷，为**颈静脉切迹**，其两侧的凹陷为锁切迹，与锁骨相关节。

4. 肋：可分为真肋（1～7 对）、假肋（8～12 对）。

肋沟：肋体的内面下缘处有肋沟，肋间神经和肋间后血管在沟内通过。

肋弓：由第 7～10 肋软骨连接而成，其最低点连线平对第 2、3 腰椎体之间。剑突与肋弓间的夹角称**剑肋角**，常选择左侧剑肋角进行心包穿刺。

骨总论和躯干骨

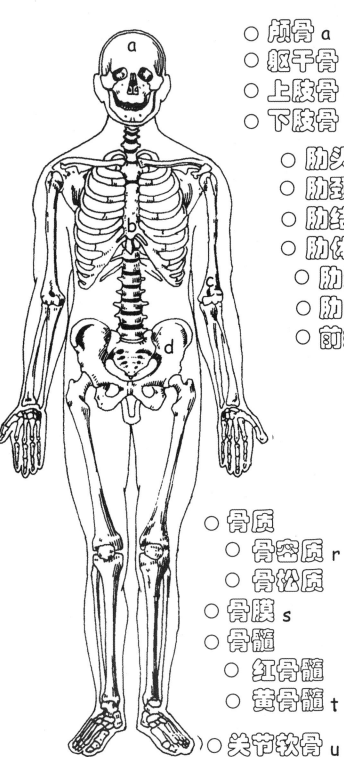

- ○ 颅骨 a
- ○ 躯干骨 b
- ○ 上肢骨 c
- ○ 下肢骨 d

- ○ 肋头 i
- ○ 肋颈 j
- ○ 肋结节 k
- ○ 肋体 L
  - ○ 肋沟 L1
  - ○ 肋角 L2
  - ○ 前斜角肌结节 L3

- ○ 骨质
  - ○ 骨密质 r
  - ○ 骨松质
- ○ 骨膜 s
- ○ 骨髓
  - ○ 红骨髓
  - ○ 黄骨髓 t
- ○ 关节软骨 u

- ○ 胸骨柄 e
  - ○ 颈静脉切迹 e1
  - ○ 锁切迹 e2
- ○ 胸骨角 f
- ○ 胸骨体 g
  - ○ 肋切迹 g1
- ○ 剑突 h

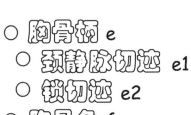

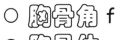

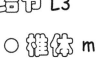

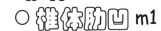

- ○ 椎体 m
  - ○ 椎体肋凹 m1
- ○ 椎孔 n
- ○ 椎弓 o
- ○ 椎弓根 p
  - ○ 椎上切迹 p1
  - ○ 椎下切迹 p2
- ○ 椎弓板 q
- ○ 上关节突 q1
- ○ 下关节突 q2
- ○ 棘突 q3
- ○ 横突 q4
- ○ 横突肋凹 q5

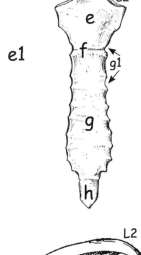

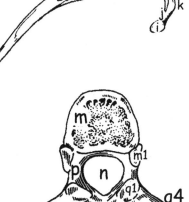

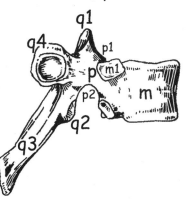

颅 骨

1. **组成**：包括脑颅骨、面颅骨和听小骨，共 29 块。

颅骨	数量	成对	单一
脑颅骨	8块	顶骨、颞骨	额骨、枕骨、蝶骨、筛骨
面颅骨	15块	鼻骨、泪骨、上颌骨、颧骨、腭骨、下鼻甲	犁骨、下颌骨、舌骨
听小骨	6块	锤骨、砧骨、镫骨	

下颌支：是由下颌骨体伸向后上方的方形骨板，末端有 2 个突起，前方的称**冠突**，后方的称**髁突**，两突之间的凹陷，称为**下颌切迹**。

2. **颅底的内面观**：分颅前窝、颅中窝、颅后窝。

蝶鞍：垂体窝和鞍背统称蝶鞍，其两侧的浅沟为**颈动脉沟**。在蝶鞍的两侧，蝶骨大翼的内侧份，由前内向后外，依次有圆孔、卵圆孔和棘孔。

颈动脉管：颈动脉沟于破裂孔处续于**颈动脉管的内口**，颈动脉管内有颈内动脉通过。

3. **颅底外面观**：包括关节结节、下颌窝、颈动脉管外口、茎乳孔等结构。

乳突：后部颅底内面有乙状窦；其根部的内前方有茎乳孔，面神经由此出颅。临床施行乳突根治术时应防止伤及乙状窦和面神经。

颧弓：上缘相当于大脑颞叶前端之下缘；下缘与下颌切迹间的半月形中点为封闭咬肌神经及上、下颌神经阻滞麻醉的进针点。

4. **颅的侧面观**：颞窝、颞下窝、翼腭窝

翼点：位于颧弓中点上方约二横指处，颞窝内侧壁前部有额、顶、颞、蝶四骨相交形成"H"形的骨缝，为颅腔侧壁的薄弱处，其内面有脑膜中动脉的前支经过，此处骨折极易损伤该动脉致断裂出血，形成硬膜外血肿。

翼腭窝：是自翼上颌裂向内深入的狭窄间隙，位于上颌骨体、蝶骨翼突和腭骨之间，内有翼腭神经节，是血管、神经的重要通道。

5. **颅的前面观**：眶、骨性鼻腔、骨性口腔

泪囊窝：是眶内侧壁前下方的一个长圆形的凹窝，容纳泪囊。泪囊窝向下经鼻泪管通鼻腔。

鼻旁窦及其开口：上颌窦，额窦，筛窦前、中群开口于**中鼻道**，筛窦后群开口于**上鼻道**，蝶窦开口于**蝶筛隐窝**。

6. **新生儿颅的特征和生后变化**：颅囟

主要的颅囟与顶骨有关，包括前囟（额囟）、后囟（枕囟）、蝶囟、乳突囟。**前囟**又称额囟，在出生后 1～2 岁期间闭合。

颅骨

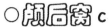

- ○ 颅前窝 a
  - ○ 鸡冠 a1
  - ○ 筛板 a2

- ○ 颅中窝 b
  - ○ 圆孔 b1
  - ○ 卵圆孔 b2
  - ○ 棘孔 b3
  - ○ 脑膜中动脉沟 b4
  - ○ 三叉神经压迹 b5
  - ○ 垂体窝 b6

- ○ 颅后窝 c
  - ○ 内耳门 c1
  - ○ 颈静脉孔 c2
  - ○ 枕骨大孔 c3
  - ○ 鞍背 c4

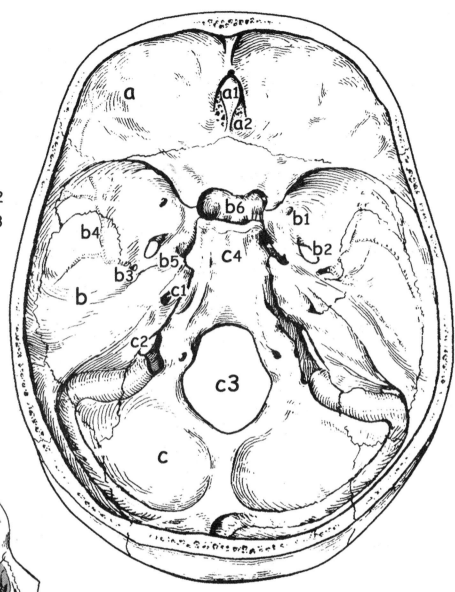

- ○ 翼点 d
- ○ 颧弓 e
- ○ 乳突 f

- ○ 下颌头 g
- ○ 下颌角 h

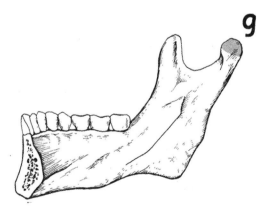

四 肢 骨

1. **上肢带骨**：包括锁骨、肩胛骨。

肩胛冈：将肩胛骨后面分为**冈上窝**和**冈下窝**。

2. **自由上肢骨**：包括肱骨、桡骨、尺骨、手骨（腕、掌、指骨）。

肱骨颈与外科颈：肱骨头的周围稍缩窄，**称解剖颈**。肱骨上端与体交界处稍细，**称外科颈**，是骨折的易发部位，外科颈骨折易损伤腋神经。

桡神经沟：有桡神经和血管等经过，肱骨干中部的骨折易损伤桡神经。

3. **下肢带骨**：指**髋骨**（髂骨、耻骨、坐骨）。

髂前上棘：髂嵴前端为**髂前上棘**，是重要的体表标志和常用的骨穿部位。

耻骨梳：耻骨上支的上缘锐薄，**称耻骨梳**，它向后与弓状线相连续。

坐骨棘：坐骨体后缘上的三角形突起，**称坐骨棘**。坐骨棘与髂后下棘之间的较大凹陷，**称坐骨大切迹**。

4. **自由下肢骨**：包括股骨、髌骨、胫骨、腓骨、足骨（跗骨、跖骨、趾骨）。

股骨颈：是股骨头下外侧的狭细部分，易发生骨折。

髁间窝：股骨下端有两个突向下后方的膨大，分别称为**内侧髁**与**外侧髁**，两髁后份之间的深窝为**髁间窝**，内有前、后交叉韧带。

收肌结节：为大收肌腱的附着处。股骨干的骨折易损伤股血管。

腓骨颈：是腓骨头下方的缩窄，腓总神经绕行外侧，位置表浅，故腓骨颈骨折易损伤腓总神经。

四肢骨

○ 肱骨头 i
○ 大结节 j
○ 三角肌粗隆 k
○ 桡神经沟 L
○ 肱骨滑车 m
○ 肱骨小头 n

○ 肩胛下窝 d
○ 肩胛冈 e
○ 冈上窝 f
○ 冈下窝 g

○ 肩峰 a
○ 喙突 b
○ 关节盂 c

○ 股骨头 o
○ 股骨颈 p
○ 大转子 q
○ 小转子 r
○ 收肌结节 s
○ 髌面 t

○ 髂前上棘 u
○ 耳状面 v
○ 耻骨梳 w
○ 耻骨联合面 x
○ 闭孔 y
○ 坐骨棘 z

骨 连 结

一、躯干骨连结

包括脊柱和胸廓。

椎间盘：是位于相邻两椎体间的纤维软骨盘，由**纤维环**和**髓核**构成。

黄韧带：又称**弓间韧带**，连接相邻的两椎弓板，可限制脊柱过度前屈。

脊柱：由 24 块椎骨、骶骨和尾骨借软骨、韧带和关节连结而成，在侧面上有**颈曲、胸曲、腰曲、骶曲** 4 个生理弯曲。

肋弓：第 8~10 肋软骨依次附于上位肋软骨形成。

胸廓：由 12 块胸椎、12 对肋及胸骨连结而成。**胸廓上口**由第 1 胸椎体、第 1 对肋及胸骨柄上缘围成。**胸廓下口**宽大而不整齐，由第 12 胸椎体、下两对肋、肋弓和剑突围成。

二、附肢骨连结

关节	组成	特点	运动
肩关节	肱骨头、肩胛骨的关节盂	"头大、盂小"，并有盂唇；关节囊薄而松弛，其下壁最为薄弱，易形成脱臼；关节囊内有**肱二头肌长头肌腱**通过	可作各种运动
肘关节	肱骨下端、桡骨和尺骨的上端组成，为复关节	包括肱尺关节、肱桡关节、桡尺近侧关节，3 关节共囊，关节囊前后壁薄弱，两侧有侧副韧带加强；有**桡骨环状韧带**	屈伸、旋前旋后
桡腕关节	桡骨腕关节面、尺骨头下方关节盘、舟骨、月骨、三角骨	关节囊薄而松弛	各种运动
髋关节	髋臼、股骨头	"头小、臼深"，有髋臼唇；关节囊紧张、坚韧，其后下方较薄弱；关节囊内有**股骨头韧带**	各种运动，但运动幅度小
膝关节	股骨的内、外侧髁，胫骨的内、外侧髁和髌骨	关节囊宽阔松弛，周围有韧带加强（囊内：前、后交叉韧带）；**内侧、外侧半月板；翼状襞；滑膜囊—髌上囊**	屈伸，半屈曲位时的旋内旋外
距小腿 / 踝关节	胫、腓骨的下端，距骨	关节囊前后壁薄而松弛，两侧有韧带加强	屈 / 跖屈、伸 / 背屈、内翻外翻

桡骨环状韧带：位于桡骨环状关节面的周围，环抱桡骨头，上口宽下口紧，可防止桡骨头滑脱。幼儿由于桡骨头尚在发育，环状韧带松弛，又缺乏肌力保护，在猛力牵拉前臂时，易造成桡骨头半脱位。

骨盆：骶骨、尾骨和髋骨借耻骨联合、骶髂关节、韧带（骶结节韧带、骶棘韧带等）连结而成。

界线：由骶骨岬、弓状线、耻骨梳、耻骨结节、耻骨联合的上缘围成。

坐骨大孔与坐骨小孔：**骶结节韧带**和**骶棘韧带**与坐骨大、小切迹分别围成**坐骨大孔**和**坐骨小孔**，梨状肌肌腹穿过坐骨大孔，将坐骨大孔又分为**梨状肌上孔**和**梨状肌下孔**。梨状肌上、下孔内有许多重要的神经血管经过。其中梨状肌下孔有臀下血管、阴部内血管、阴部神经和坐骨神经通过。

股骨头韧带：位于关节囊内，连结股骨头凹和髋臼横韧带之间，内含营养股骨头的血管。当大腿半屈并内收时，韧带紧张，外展时韧带松弛。

前交叉韧带和后交叉韧带：在膝关节的关节囊内，连于股骨内、外侧髁的相对面与胫骨的髁间隆起之间，可防止胫骨前、后移位。

半月板：**内侧半月板**较大，呈"C"形；**外侧半月板**较小，近似"O"形。两个半月板均周缘厚，内缘薄，下面较平，上面较凹，可略加深关节窝，使两关节面相适应。半月板增加了膝关节稳固性及运动的灵活性，并可减缓冲击。

骨连结

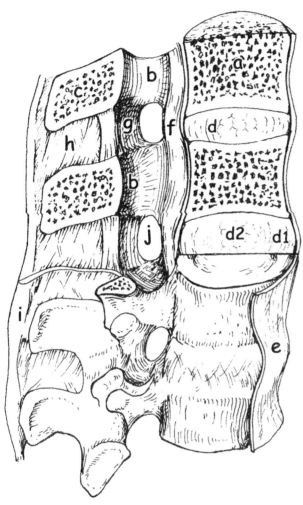

○ 椎体 a
○ 椎弓根 b
○ 棘突 c
○ 椎间盘 d
　○ 纤维环 d1
　○ 髓核 d2
○ 前纵韧带 e
○ 后纵韧带 f
○ 黄韧带 g
○ 棘间韧带 h
○ 棘上韧带 i
○ 椎间孔 j

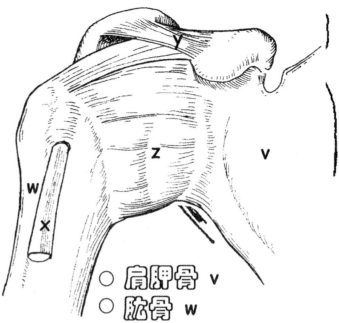

○ 肩胛骨 v
○ 肱骨 w
○ 肱二头肌长头腱 x
○ 喙肩韧带 y
○ 关节囊 z

○ 骶棘韧带 k
○ 骶结节韧带 L
○ 坐骨大孔 m
○ 耻骨梳韧带 n
○ 大转子 o
○ 髂股韧带 p

○ 胫骨粗隆 q
○ 内侧半月板 r
○ 外侧半月板 s
○ 前交叉韧带 t
○ 后交叉韧带 u

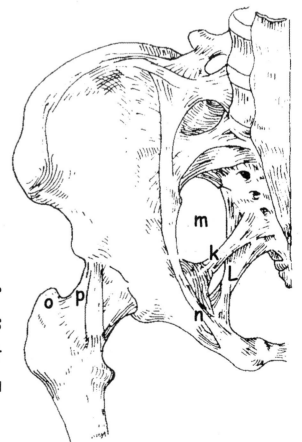

躯　干　肌

一、头肌

包括面肌和咀嚼肌，**咀嚼肌**有咬肌、颞肌、翼内肌、翼外肌。

枕额肌：包括位于额部皮下的额腹和位于枕部皮下的枕腹，以及连于两者间的**帽状腱膜**。额腹收缩可提眉、皱额。

二、躯干肌

包括颈肌、胸肌、膈、腹肌和背肌

颈肌	颈浅肌群	颈阔肌、胸锁乳突肌	
	颈中肌群	舌骨上肌群	二腹肌、下颌舌骨肌、颏舌骨肌和茎突舌骨肌
		舌骨下肌群	胸骨舌骨肌、肩胛舌骨肌、胸骨甲状肌和甲状舌骨肌
	颈深肌群	前斜角肌、中斜角肌、后斜角肌	
胸肌	胸上肢肌	胸大肌、胸小肌、前锯肌	
	胸固有肌	肋间内肌、肋间外肌	
膈	中心腱和三个裂孔		
腹肌	前外侧群	腹直肌、腹外斜肌、腹内斜肌、腹横肌	
	后群	腰方肌	
背肌	浅群	斜方肌、背阔肌	
	中层	肩胛提肌、菱形肌、上后锯肌、下后锯肌	
	深群	夹肌、竖脊肌（胸腰筋膜）	

斜角肌间隙：前斜角肌、中斜角肌与第 1 肋之间的裂隙，有锁骨下动脉、臂丛通过。

膈的三个裂孔：主动脉裂孔（平对 T_{12}，通行主动脉、胸导管）、食管裂孔（平对 T_{10}，通行食管、迷走神经）和腔静脉孔（平对 T_8，通行下腔静脉）。

腹股沟韧带：由腹外斜肌腱膜的下缘向后卷曲加厚形成，附着于髂前上棘和耻骨结节之间。

腔隙韧带（陷窝韧带）与耻骨梳韧带（Cooper 韧带）：腹股沟韧带内侧端的一小部分纤维继续向下，并弯向后外至耻骨梳，在反折处形成了三角形的**腔隙韧带**（也称**陷窝韧带**），腔隙韧带向外延续为附着在耻骨梳上的腱纤维，称为**耻骨梳韧带**（即 Cooper 韧带），这些韧带在疝修补术中都有重要意义。

腹股沟镰（联合腱）：腹内斜肌下部纤维跨越精索的上方，与腹横肌腱膜结合共同形成**腹股沟镰**或称**联合腱**，止于耻骨梳的内侧端和耻骨嵴。

提睾肌：由腹内斜肌和腹横肌的下部肌纤维形成，随精索进入阴囊。

腹直肌鞘：由腹外侧壁 3 层阔肌的腱膜构成，分前、后两层。前层：腹外、内（前层）斜肌腱膜；后层：腹内斜肌（后层）、腹横肌腱膜，弓状线。

弓状线：在脐下 4～5cm 处以下，腹直肌鞘的后层全部转至腹直肌的前面，后层缺如，这样腹直肌鞘后层下缘游离，形成**弓状线**或**半环线**，此线以下腹直肌后面直接与腹横筋膜相贴。

白线：位于剑突与耻骨联合之间的腹前壁正中线上，由两侧的腹直肌鞘纤维相互交织而成，上宽下窄，坚韧而少血管，常作为腹部手术入路。

腹股沟管：位于腹股沟韧带内侧半的上方，为腹前壁下部肌和腱膜之间的潜在裂隙，长 4～5cm，由外上斜向内下。管有两口（浅环＜皮下环，腹外斜肌腱膜＞；深环＜腹环，腹横筋膜＞）四壁（前壁是腹外斜肌腱膜；后壁是腹横筋膜、腹股沟镰；上壁是腹内斜肌和腹横肌的下缘；下壁是腹股沟韧带），是腹壁的薄弱区、腹股沟疝的好发部位。男有精索，女有子宫圆韧带通行。

腹股沟三角（海氏三角）：由腹股沟韧带、腹直肌外侧缘、腹壁下动脉围成。

盆膈：由盆膈上、下筋膜和其间的肛提肌共同构成，形成盆腔的底，中央有肛管通过。

尿生殖膈：由尿生殖膈上、下筋膜与其间的肌共同构成**尿生殖膈**，中央有尿道通过，在女性还有阴道通过。

腰上三角：位于背阔肌深面，第 12 肋的下方，竖脊肌外侧缘，腹内斜肌后缘之间。

躯干肌

○ 舌骨 a
○ 咬肌 b
○ 二腹肌 c
○ 斜方肌 d
○ 胸锁乳突肌 e
○ 肩胛舌骨肌 f
○ 胸骨舌骨肌 g
○ 肩胛提肌 h

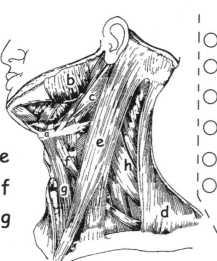

○ 胸大肌 a`
○ 胸小肌 b`
○ 前锯肌 c`
○ 背阔肌 d`
○ 肋间内肌 e`
○ 肋间外肌 f`
○ 三角肌 g`
○ 肱二头肌 h`

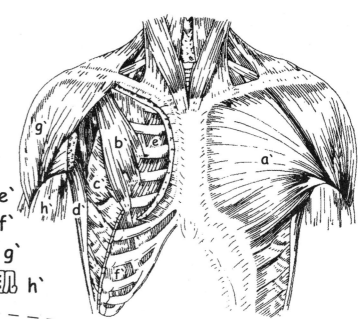

○ 头夹肌 i
○ 冈上肌 j
○ 冈下肌 k
○ 大圆肌 L
○ 小圆肌 m
○ 菱形肌 n
○ 竖脊肌 o
○ 听诊三角 p
○ 下后锯肌 q
○ 腰下三角 r
○ 臀中肌 s
○ 臀大肌 t
○ 腰大肌 u
○ 腰小肌 v
○ 腰方肌 w
○ 髂肌 x
○ 闭孔外肌 y
○ 腹股沟韧带 z

○ 膈 I
○ 中心腱 I1
○ 腔静脉孔 I2
○ 食管裂孔 I3
○ 主动脉裂孔 I4

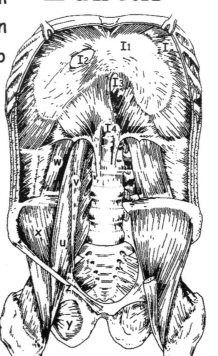

○ 腹直肌 j`
○ 腹外斜肌 k`
○ 腹内斜肌 m`
○ 腹横肌 n`

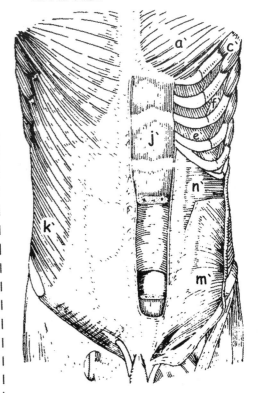

11

四 肢 肌

一、上肢肌

分群		骨骼肌
上肢带肌		三角肌、冈上肌、冈下肌、小圆肌、大圆肌、肩胛下肌
臂肌	前群	肱二头肌、喙肱肌、肱肌
	后群	肱三头肌
前臂肌	前群	肱桡肌、旋前圆肌等—屈肘、屈腕、屈指、旋前
	后群	桡侧腕长伸肌等—伸肘、伸腕、伸指、旋后

肌腱袖：又称肩袖，肩胛下肌、冈上肌、冈下肌和小圆肌在经过肩关节前方、上方和后方时，有许多腱纤维编入关节囊壁形成，以加固肩关节。

鼻烟窝：位于腕的背外侧，伸、展拇指时的一尖向远侧的三角形凹陷。鼻烟窝的内侧界是拇长伸肌腱；外侧是拇长展肌腱和拇短伸肌腱。窝内可触及桡骨茎突及其远侧的桡动脉搏动。当舟骨骨折时，该窝因肿胀而消失。

腕管：**屈肌支持带**由手掌深筋膜在腕前部增厚形成，又叫腕横韧带，其桡侧端附着于手舟骨及大多角骨，尺侧端附着于豌豆骨及钩骨。**腕管**由屈肌支持带和腕骨沟共同围成。它是前臂与手掌之间的重要通道，内有指浅、指深屈肌腱，拇长屈肌腱和正中神经通过，在腕管内正中神经位于浅层偏桡侧。

二、下肢肌

分群		骨骼肌	
髋肌	前群	髂腰肌、阔筋膜张肌	
	后群	臀大肌、臀中肌、臀小肌、梨状肌、闭孔内肌、闭孔外肌、上孖肌、下孖肌、股方肌	
大腿肌	前群	缝匠肌、股四头肌	
	内侧群	耻骨肌、长收肌、股薄肌、短收肌、大收肌	
	后群	股二头肌、半腱肌、半膜肌	
小腿肌	前群	胫骨前肌、跛长伸肌、趾长伸肌	
	外侧群	腓骨长肌、腓骨短肌	
	后群	浅层	小腿三头肌
		深层	趾长屈肌、胫骨后肌、跛长屈肌

股三角：位于股前区的上部，是一个底朝上、尖朝下的三角区。股三角的上界为腹股沟韧带，外下界为缝匠肌内侧缘，内侧界为长收肌内侧缘；其前壁为阔筋膜，后壁自外侧向内侧为髂腰肌、耻骨肌及长收肌。股三角自外侧向内侧依次有股神经、股动脉及其分支、股静脉及其属支和股静脉周围的腹股沟深淋巴结及脂肪组织等。

收肌管：是股三角向后下通向腘窝的重要通道，位于股前区中1/3段内侧面，是一个三棱形的肌筋膜管。其前内侧壁为缝匠肌和大收肌腱板，前外侧壁为股内侧肌，后壁为长收肌和大收肌。此管上口经股三角的下角通股三角，下口经**收肌腱裂孔**通腘窝。收肌管内的结构由浅入深依次为隐神经、股动脉和股静脉。

踝管：位于内踝后下方，是小腿后区通向足底的重要通道。它由内踝、跟骨内侧面与屈肌支持带共同围成。**屈肌支持带**又名分裂韧带，由局部深筋膜增厚形成，连于内踝与跟结节之间。屈肌支持带向深面发出三个纤维隔，在踝管内分隔成四个骨纤维管，由前向后依次通过：①胫骨后肌腱；②趾长屈肌腱；③胫后动、静脉及胫神经；④跛长屈肌腱。

运动系统思考题

1. 椎骨的一般形态、各部椎骨的主要特征、椎骨间的连结是什么？

2. 肩关节、膝关节的组成、特点和运动，运动踝关节的肌及神经支配是什么？

3. 腹股沟管的位置、各壁的构成和通行的结构是什么？

四肢肌

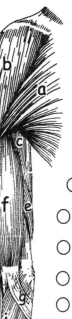

○ 胸大肌 a
○ 三角肌 b
○ 喙肱肌 c
○ 肱肌 d
○ 肱三头肌 e
○ 肱二头肌 f
○ 肱二头肌腱膜 g
○ 肱桡肌 h
○ 旋前圆肌
○ 桡侧腕屈肌 j
○ 掌长肌 k
○ 尺侧腕屈肌 L

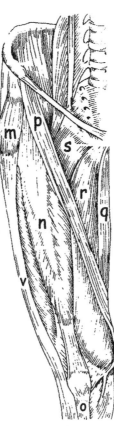

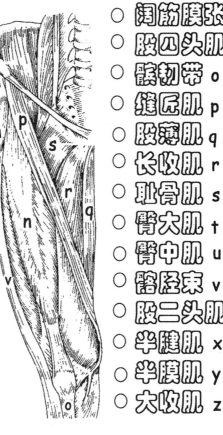

○ 阔筋膜张肌 m
○ 股四头肌 n
○ 髌韧带 o
○ 缝匠肌 p
○ 股薄肌 q
○ 长收肌 r
○ 耻骨肌 s
○ 臀大肌 t
○ 臀中肌 u
○ 髂胫束 v
○ 股二头肌 w
○ 半腱肌 x
○ 半膜肌 y
○ 大收肌 z

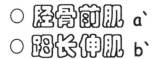

○ 胫骨前肌 a`
○ 踇长伸肌 b`
○ 趾长伸肌 c`
○ 腓骨长肌 d`
○ 腓骨短肌 e`
○ 伸肌下支持带 f`

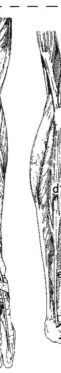

○ 腓肠肌 g`
○ 比目鱼肌 h`
○ 跟腱 i`
○ 腘肌 j`
○ 跖肌 k`
○ 胫骨后肌 L`
○ 踇长屈肌 m`
○ 趾长屈肌 n`
○ 屈肌支持带 o`

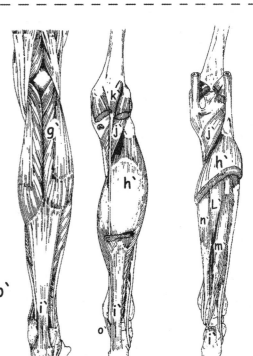

第二章 消化系统

消 化 管

消化系统由**消化管**和**消化腺**组成。**消化管**由口腔、咽、食管、胃、小肠（十二指肠、空肠、回肠）、大肠、直肠、肛管组成，上、下消化道的分界是**十二指肠**。**消化腺**由肝、胰、大唾液腺、散在消化管壁内的小腺体组成。

一、口腔

分口腔前庭和固有口腔 2 部。

1. 口腔各壁的形态结构和口内器官：口唇、颊、腭、舌、牙和唾液腺。

咽峡（口咽峡）：腭垂、腭帆的游离缘、两侧的腭舌弓和舌根共同围成咽峡，为口腔和咽的分界。

舌乳头：舌体上及边缘部黏膜上有许多小突起，称舌乳头。包括丝状乳头、**菌状乳头、叶状乳头、轮廓乳头（含味蕾）**。

颏舌肌：起于下颌骨颏棘，止于舌中线两侧。两侧同时收缩，拉舌向前（伸舌）；单侧收缩，使舌尖伸向对侧。

2. 牙：按形态分牙冠、牙颈、牙根 3 部，内有牙髓。牙质由牙釉质、牙本质、牙骨质构成，牙周组织包括牙龈、牙槽骨、牙周膜。

牙式	I		II	III	IV		V	
乳牙	乳中切牙		乳侧切牙	乳尖牙	第一乳磨牙		第二乳磨牙	
牙式	1	2	3	4	5	6	7	8
恒牙	中切牙	侧切牙	尖牙	第1前磨牙	第2前磨牙	第1磨牙	第2磨牙	第3磨牙

二、咽

上起颅底，下至第 6 颈椎的下缘。分鼻咽部、口咽部和喉咽部。

1. **鼻咽部**：有咽鼓管圆枕和咽口、咽隐窝、咽扁桃体，向前经鼻后孔通鼻腔。

2. **口咽部**：有腭扁桃体、扁桃体窝、咽淋巴环，向前经口咽峡通口腔。

3. **喉咽部**：有梨状隐窝，向前经喉口通喉腔。

三、食管

起自咽，穿膈肌食管裂孔，止于胃贲门。分颈部、胸部和腹部。

食管的三个狭窄：Ⅰ：食管起始处，距上颌中切牙 15cm；Ⅱ：与左主支气管交叉处，25cm；Ⅲ：穿膈处，40cm。

四、胃

1. **形态和分部**：两口（贲门和幽门）、两缘（胃大弯和胃小弯）、两壁（前壁和后壁）、四部［贲门部、幽门部、胃底和胃体，其中幽门部又包括幽门窦（左）和幽门管（右），易发溃疡与癌］。

2. **位置**：大部分位于左季肋区，小部分在腹上区。

3. **毗邻**：胃后壁与胰、横结肠、左肾、左肾上腺相邻，胃底与膈、脾相邻。

五、小肠

包括十二指肠、空肠和回肠，十二指肠又分上部（含十二指肠球部，易发溃疡）、降部、水平部和升部。

十二指肠大乳头：为胆总管和胰管的共同开口处，位于十二指肠降部内侧壁上纵行的十二指肠皱襞的下端。

Meckel's Diverticulum（憩室）：约有 2% 的个体，在回盲瓣 1m 附近，有一长约 5 cm 的囊袋状突起，由胚胎早期卵黄囊管未完全消失而形成。

六、大肠

特征性结构有结肠带、结肠袋和肠脂垂，分盲肠、阑尾、结肠、直肠和肛管。结肠又分**升结肠、横结肠、降结肠和乙状结肠** 4 部。

回盲瓣：回肠末端突入盲肠形成的上、下两个唇状皱襞。

阑尾根部的体表投影：脐与右髂前上棘连线的中、外 1/3 交界处。

直肠横襞：直肠腔内的 3 个横襞，中间的最明显，距肛门约 7cm。

齿状线：肛柱的下缘和肛瓣的边缘共同围成的锯齿状的环行线，为内痔与外痔、黏膜与皮肤的分界线。

白线：痔环（肛梳）下缘的一环行线，为肛门内、外括约肌的分界处。

肛梳：或称**痔环**，是齿状线下方宽约 1cm 的环行光滑区。

消化管

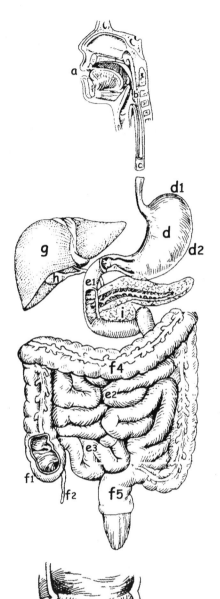

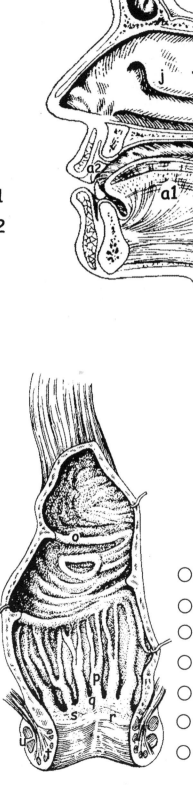

- ○ 口腔 a
  - ○ 舌 a1
  - ○ 牙 a2
  - ○ 软腭 a3
  - ○ 腭扁桃体 a4
- ○ 咽 b
  - ○ 咽鼓管圆枕 b1
  - ○ 咽鼓管咽口 b2
- ○ 食管 c
- ○ 胃 d
  - ○ 胃底 d1
  - ○ 胃大弯 d2
- ○ 小肠 e
  - ○ 十二指肠 e1
  - ○ 空肠 e2
  - ○ 回肠 e3
- ○ 大肠 f
  - ○ 盲肠 f1
  - ○ 阑尾 f2
  - ○ 回盲瓣 f3
  - ○ 结肠 f4
  - ○ 直肠 f5
  - ○ 肛管 f6
- ○ 肝 g
- ○ 胆囊 h
- ○ 胰 i

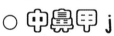

- ○ 中鼻甲 j
- ○ 蝶窦 k
- ○ 枢椎 L
- ○ 会厌 m
- ○ 气管 n

- ○ 直肠横襞 o
- ○ 肛柱 p
- ○ 齿状线 q
- ○ 白线 r
- ○ 痔环 s
- ○ 肛门内括约肌 t
- ○ 肛门外括约肌 u

消 化 腺

一、大唾液腺

开口及其有关的脑神经及核

大唾液腺	开口位置	脑神经支配	相关脑神经核
腮腺	平对上颌第二磨牙的颊黏膜	舌咽神经	下泌涎核
下颌下腺	舌下阜	面神经	上泌涎核
舌下腺	舌下阜、舌下襞	面神经	上泌涎核

二、肝

1. 肝的形态和分叶：

	结构	分叶
膈面	镰状韧带	分肝右叶和左叶
脏面	右侧纵沟（腔静脉沟和胆囊窝）	分肝右叶、左叶、尾状叶、方叶
	横沟（肝门）	
	左侧纵沟（静脉韧带裂、肝圆韧带裂）	

2. 位置：肝主要位于右季肋区和腹上区，小部分可达左季肋区。

3. 毗邻：肝右叶与结肠右曲、十二指肠上曲和右肾及右肾上腺相邻，肝左叶与胃前壁和食管腹腔段相邻。

三、肝外胆道

1. 胆囊：分胆囊底、体、颈、管4部。

胆囊底的体表投影：右锁骨中线与肋弓的交界处。

胆囊三角：由肝总管、胆囊管和肝下面共同围成的三角形区域，胆囊动脉常行经此区。

2. 输胆管道及胆汁的排泄途径：

胆囊 ←→ 胆囊管

肝细胞分泌胆汁 → 胆小管 → 小叶间胆管 → 肝左、右管 → 肝总管 →

→ 胆总管 → 肝胰壶腹 → 开口于十二指肠大乳头

胰管

四、胰

主要消化腺体之一，可分泌胰液、胰岛素和胰高血糖素等。

1. 位置：第1、2腰椎水平，腹腔后上部。

2. 分部：胰头、（胰颈、）胰体、胰尾。

3. 胰管最后与胆总管共同开口于十二指肠大乳头。

消化系统思考题

1. 大唾液腺的名称、开口及其神经支配是什么？

2. 胃和十二指肠的形态、位置、毗邻及其动脉供血是什么？

3. 直肠和肛管的形态、结构、动脉供血和静脉回流是什么？

4. 胆汁的产生和排泄途径是什么？

消化腺

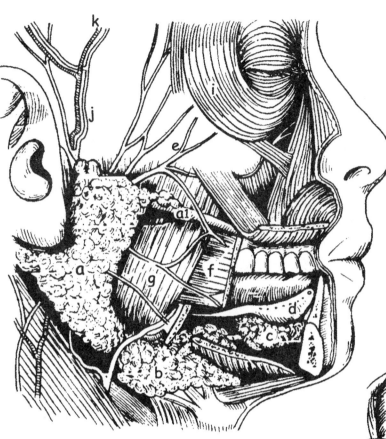

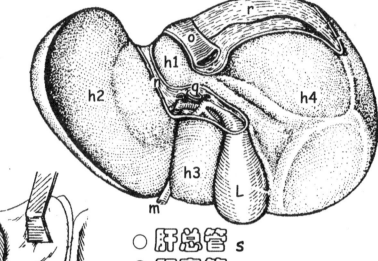

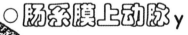

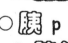

○ 肝 h
　○ 尾状叶 h1
　○ 肝左叶 h2
　○ 方叶 h3
　○ 肝右叶 h4

○ 胆囊 L
○ 肝圆韧带 m
○ 静脉韧带裂 n
○ 下腔静脉 o
○ 肝门静脉 q
○ 肝裸区 r

○ 腮腺 a
　○ 腮腺管 a1
○ 下颌下腺 b
○ 舌下腺 c
○ 舌下襞 d
○ 面神经 e
○ 颊肌 f
○ 咬肌 g
○ 眼轮匝肌 i
○ 耳颞神经 j
○ 颞浅动脉 k

○ 肝总管 s
○ 胆囊管 t
○ 胆总管 u
○ 胰管 v
○ 十二指肠大乳头 w
○ 肝固有动脉 x
　○ 肠系膜上动脉 y

○ 胰 p
　○ 胰头 p1
　○ 胰体 p2
　○ 胰尾 p3

第三章　呼吸系统和胸膜

呼吸系统的主要功能是气体交换，由呼吸道和肺组成。

一、呼吸道

上呼吸道包括鼻、咽、喉，下呼吸道包括气管、各级支气管。

1. **鼻**：分外鼻、鼻腔和鼻旁窦 3 部分，**鼻旁窦**中的额窦、上颌窦、筛窦前中群开口于中鼻道，筛窦后群开口于上鼻道，蝶窦开口于蝶筛隐窝。

2. **喉**：喉的软骨包括**甲状软骨**、**会厌软骨**、**环状软骨**、杓状软骨等，喉的连结有环杓关节、环甲关节、弹性圆锥（环甲膜）、方形膜、甲状舌骨膜。

喉腔：上通喉咽，下通气管。由上至下，由**前庭襞**与**声襞**分为喉前庭、喉中间腔及喉室和声门下腔 3 部分。

弹性圆锥：连于环状软骨、甲状软骨和杓状软骨声带突之间。

声韧带：是连于声带突与甲状软骨间的游离上缘，为发音主要结构。声韧带和声带肌以及由其覆盖的喉黏膜组成**声带**。

环甲膜（环甲正中韧带）：连于甲状软骨下缘和环状软骨弓上缘间，为气管切开或穿刺部位。

喉肌：包括环甲肌、环杓后肌、环杓侧肌、杓横肌、杓斜肌和甲杓肌。

3. **气管**：位于食管前方，上接环状软骨，经颈部正中，下行入胸腔。

气管杈：气管于胸骨角平面分为左、右主支气管，内面纵嵴称**气管隆嵴**。

4. **主支气管**：**左主支气管**细长，近水平位；**右主支气管**粗短，近垂直位。异物多易坠入右主支气管。

二、肺

1. 肺的位置和形态：左、右各一，位于胸腔内纵隔的两侧，膈的上方。肺的外形近似圆锥体形，具有"一尖、一底、两面、三缘、三裂"。

2. 肺门：肺内侧面中部的长圆形凹陷，有支气管、血管、淋巴管和神经进出。

三、胸膜

1. 胸膜及胸膜腔：**胸膜**是被覆于肺、胸壁内面、膈上面和纵隔侧面的浆膜。脏、壁胸膜在肺根处相互移行形成密闭的**胸膜腔**。

2. 胸膜的分部：脏胸膜即肺胸膜，壁胸膜包括胸膜顶、肋胸膜、纵隔胸膜和膈胸膜。

肋膈隐窝：最大的胸膜隐窝，位于肋胸膜与膈胸膜转折处，立位时为胸膜腔最低位置。

3. 胸膜与肺的体表投影：上界两侧均位于锁骨内侧 1/3 上方 2.5cm 处的胸膜顶。

下界	胸骨旁线	锁骨中线	腋中线	肩胛下线	近后正中线
胸膜	第 6 肋软骨	第 8 肋	第 10 肋	第 11 肋	第 12 胸椎棘突
肺	第 6 肋软骨	第 6 肋	第 8 肋	第 10 肋	第 10 胸椎棘突

心包裸区：胸骨体下份左侧半和左第 4~6 肋软骨后方，是心包未被胸膜覆盖的区域。

四、纵隔

以胸骨角平面分为上纵隔和下纵隔。

1. **上纵隔**：胸腺、头臂静脉、上腔静脉、主动脉弓及其分支、膈神经、迷走神经、食管、气管、胸导管、淋巴结等。

2. **下纵隔**：分为**前纵隔**、**中纵隔**（心包、心、出入心的大血管根部）和**后纵隔**（胸主动脉、奇静脉、半奇静脉、副半奇静脉、食管、主支气管、迷走神经、胸交感干、胸导管、淋巴结等）。

呼吸系统和胸膜思考题

1. 喉的形态、结构、位置毗邻及相关的神经是什么？

2. 肺和胸膜下界的体表投影是什么？

3. 纵隔的分区及各区中的主要结构是什么？

呼吸系统和胸膜

- ○ 鼻
  - ○ 鼻腔 a
  - ○ 鼻旁窦 b
- ○ 咽 c
- ○ 喉 d
- ○ 气管 e
- ○ 左主支气管 f
- ○ 右主支气管 g
- ○ 肺 h

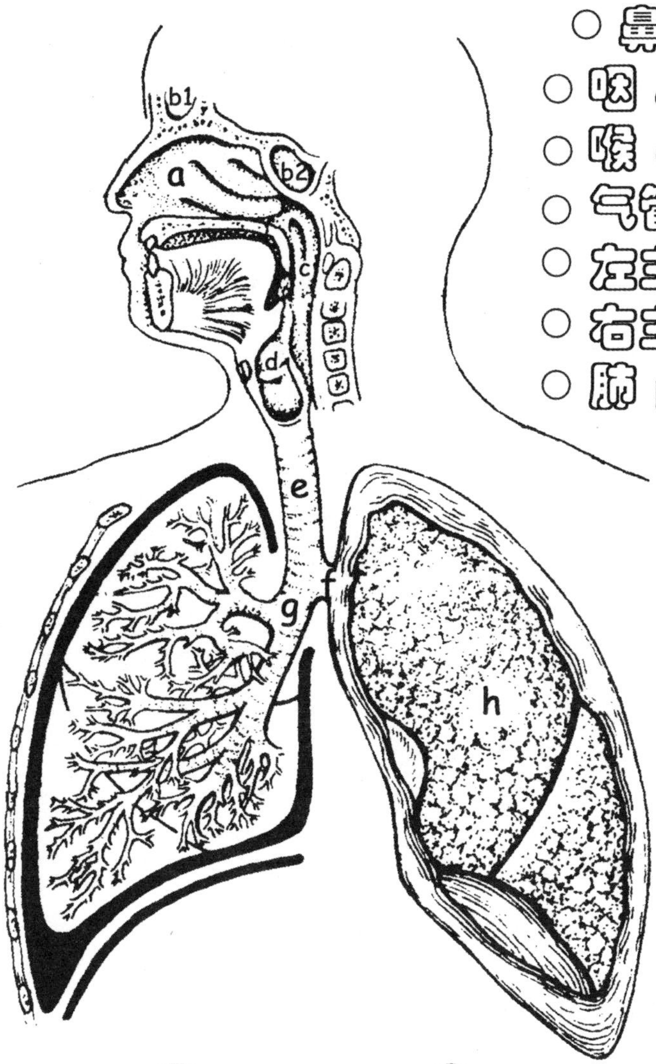

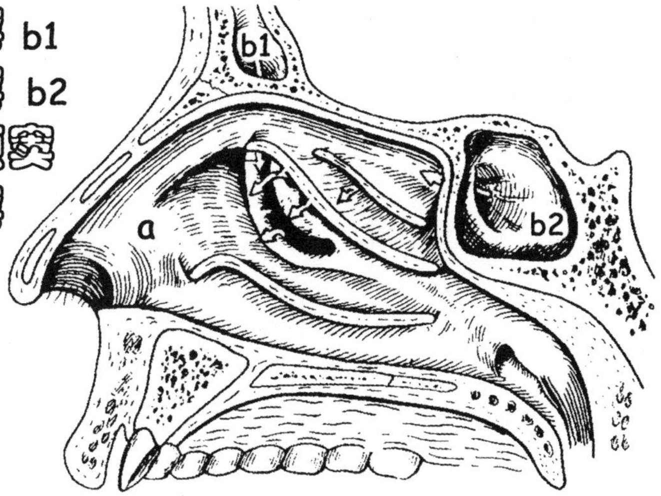

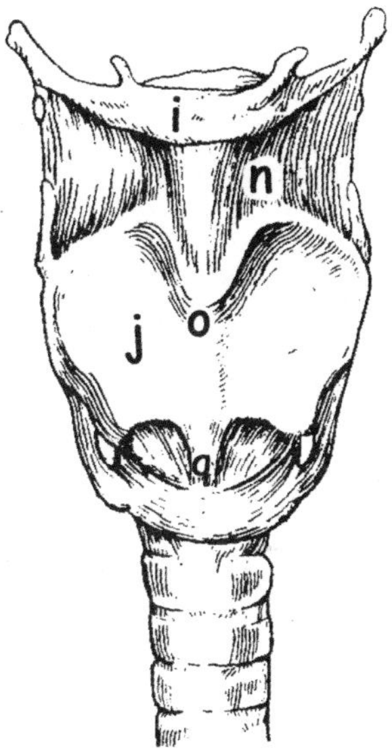

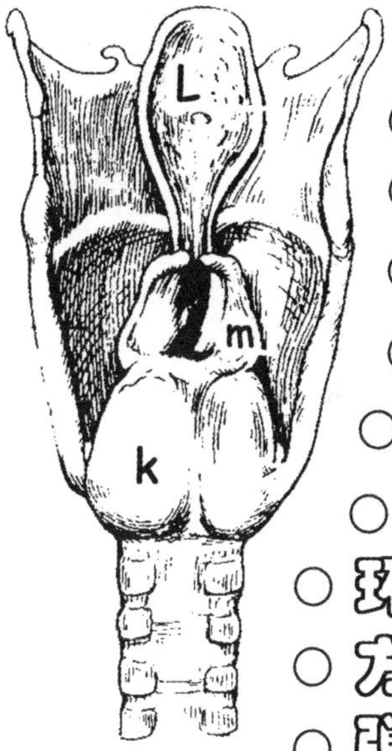

- ○ 额窦 b1
- ○ 蝶窦 b2
- ○ 上颌窦
- ○ 筛窦

- ○ 舌骨 i
- ○ 甲状软骨 j
- ○ 环状软骨 k
- ○ 会厌软骨 L
- ○ 杓状软骨 m
- ○ 甲状舌骨膜 n
- ○ 喉结 o
- ○ 环甲正中韧带 q
- ○ 方形膜
- ○ 弹性圆锥

- ○ 壁胸膜 p
  - ○ 胸膜顶 p1
  - ○ 肋胸膜 p2
  - ○ 膈胸膜 p3
  - ○ 纵隔胸膜 p4
- ○ 肋膈隐窝 p5
- ○ 肺动脉 r
- ○ 肺上静脉 s
- ○ 肺下静脉 t

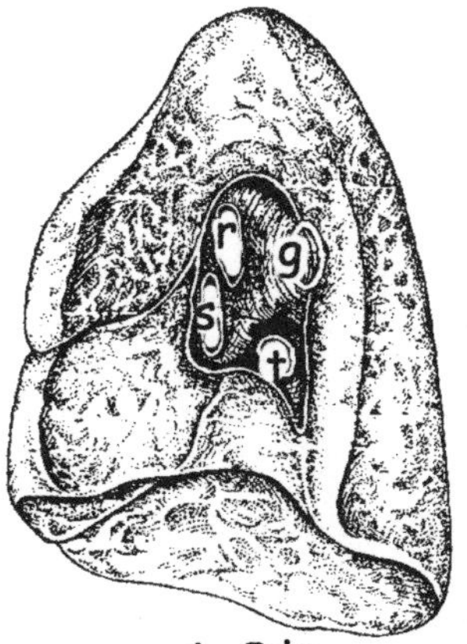

右肺 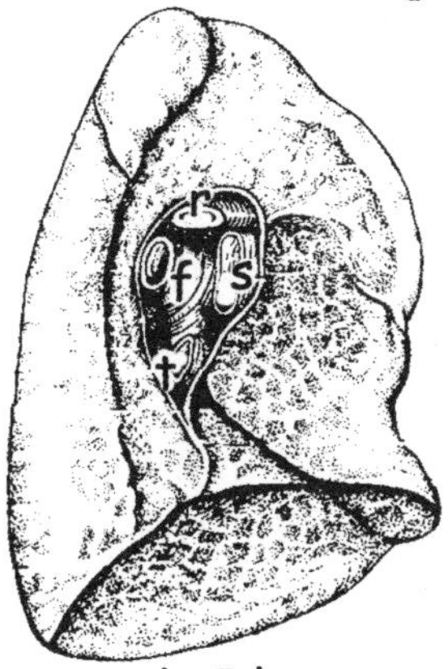　　左肺

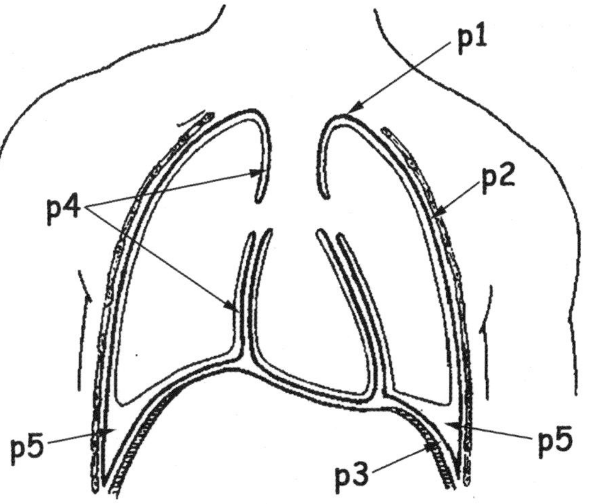

19

第四章　泌尿系统

泌尿系统由肾、输尿管、膀胱、尿道组成。

一、肾

1. **位置**：位于脊柱的两侧，紧贴腹后壁。左肾上端平第11胸椎下缘，下端平第2腰椎下缘；第12肋斜过左肾后面的中部，第11肋斜过左肾后面的上部。右肾上端平第12胸椎上缘，下端平第3腰椎上缘；第12肋斜过右肾后面的上部。受肝右叶的影响，右肾低于左肾1~2cm（约半个椎体）。

肾门：肾内侧缘凹陷，有肾动脉、肾静脉、肾盂等结构出入。

肾蒂：从前向后——肾静脉、肾动脉、肾盂；由上到下——肾动脉、肾静脉、肾盂。

肾区：临床上常将竖脊肌的外侧缘与第12肋的夹角处称为**肾区**。

肾的被膜：由内向外依次为纤维囊、脂肪囊、肾筋膜。

2. **肾的结构**：肾实质可分为肾皮质、肾髓质两部分。

肾的冠状断面结构：肾柱、肾窦、肾锥体、肾乳头、肾小盏、肾大盏、肾盂。

二、输尿管

1. **分部**：沿腹后壁、盆壁至膀胱，走行分三段。左侧输尿管前方有乙状结肠系膜跨过。两侧生殖腺血管分别从前方跨过左、右输尿管。入盆腔前，右输尿管前方有小肠系膜根和回肠末端跨过，并和阑尾邻近。

腹段	起于肾盂末端，下行越过髂血管前方，至小骨盆入口处
盆段	从小骨盆入口处至膀胱底，男性输尿管行于输精管后方，并与之交叉后至膀胱壁。女性输尿管在子宫颈外约2cm处，从子宫动脉后下方经过
壁内段	在膀胱底斜穿膀胱壁，经输尿管口开口于膀胱

2. 输尿管3个狭窄：第1狭窄在肾盂与输尿管的移行处，第2狭窄在跨越小骨盆的入口（髂血管）处，第3狭窄在斜穿膀胱壁处。

三、膀胱

1. 膀胱的分部和结构：膀胱尖、底、体、颈、尿道内口、输尿管间襞。

膀胱三角：膀胱底的内侧面，左、右输尿管口与尿道内口间的三角形区域，缺少黏膜下层组织，无黏膜皱襞，为膀胱肿瘤和结石的好发部位。

2. 膀胱的位置和毗邻：成人的膀胱位于盆腔的前部，耻骨联合的后方。后方有精囊、输精管壶腹和直肠（男性）/子宫和阴道（女性）；下方邻接前列腺（男性）/尿生殖膈（女性）。

四、尿道

男性尿道：参见男性生殖系统。

女性尿道：起于膀胱的尿道内口，穿过尿生殖膈，开口于尿道外口。与男性尿道相比具有短、宽、直的特点。

泌尿系统思考题

1. 肾的形态、位置、被膜及冠状面上的主要结构是什么？

2. 输尿管的行程和分部是什么？

3. 膀胱的位置、形态、分部及膀胱三角的解剖是什么？

泌尿系统

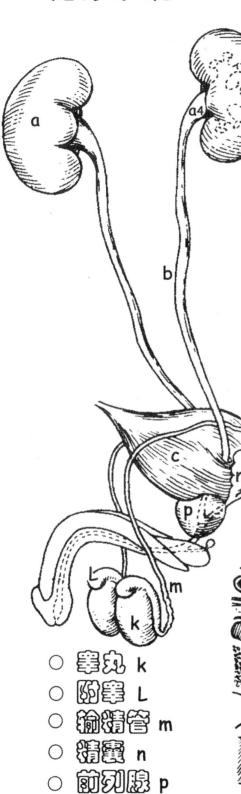

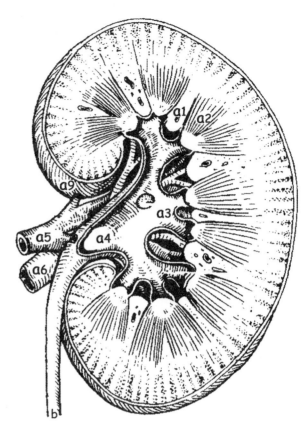

○ 肾 a
  ○ 肾柱 a1
  ○ 肾锥体 a2
  ○ 肾大盏 a3
  ○ 肾盂 a4
  ○ 肾动脉 a5
  ○ 肾静脉 a6
  ○ 肾筋膜 a7
  ○ 脂肪囊 a8
  ○ 纤维囊 a9
○ 输尿管 b
○ 膀胱 c
○ 尿道 d

○ 膀胱三角 e
○ 输尿管口 f
○ 输尿管间襞 g
○ 尿道内口 h
○ 尿道外口 i
○ 会阴深横肌 j

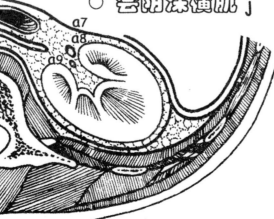

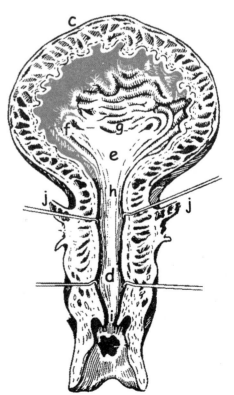

○ 睾丸 k
○ 附睾 L
○ 输精管 m
○ 精囊 n
○ 前列腺 p

第五章 生殖系统和腹膜

男性生殖系统

一、组成

<table>
<tr><td colspan="3">内生殖器</td><td rowspan="2">外生殖器</td></tr>
<tr><td>生殖腺</td><td>生殖管道</td><td>附属腺</td></tr>
<tr><td>睾丸</td><td>附睾、输精管、射精管、尿道</td><td>前列腺、精囊腺、尿道球腺</td><td>阴囊、阴茎</td></tr>
</table>

二、生殖腺——睾丸

1. **位置**：位于阴囊内，可产生精子和分泌男性激素。

2. **结构**：白膜、睾丸纵隔、睾丸小叶、**生精小管**（即精曲小管）、精直小管、睾丸网、睾丸输出小管。

生精小管上皮可产生精子，生精小管之间的**间质细胞**分泌雄性激素。

三、生殖管道

1. **附睾**：贴附睾丸后缘，分为头、体、尾；贮存、营养精子，并促其成熟。

2. **输精管**：分睾丸部、精索部（输精管结扎部位）、腹股沟部、盆部（输精管壶腹）。

精索：为从腹股沟管深环至睾丸上部的圆索状结构。**内容物**：输精管、睾丸动脉、蔓状静脉丛、神经、淋巴管。**被膜**：精索外筋膜、提睾肌、精索内筋膜。

3. **射精管**：输精管与精囊腺排泄管汇合形成，穿经前列腺实质，开口于尿道前列腺部。

四、附属腺

1. **前列腺**：分前列腺底、体、尖 3 部，体的后面有前列腺沟，分前、中、后和两个侧叶，又分为周缘区、中央区、移行区及尿道周围腺区 4 个带区，内腺和外腺 2 部。移行区是良性前列腺增生的好发部位，周缘区则为前列腺癌和炎症的好发部位。

2. **精囊和尿道球腺**

五、外生殖器

1. **阴茎**：分部：头、体、根，阴茎头的尖端有尿道外口，由两个阴茎海绵体及一个尿道海绵体组成，外覆筋膜和皮肤。

2. **阴囊**：由皮肤和肉膜组成，包裹睾丸和附睾。

自阴囊至睾丸组织层次：皮肤、肉膜、精索外筋膜、提睾肌、精索内筋膜、睾丸鞘膜壁层、鞘膜腔、睾丸鞘膜脏层和睾丸白膜。

六、男性尿道

分前列腺部、膜部（后尿道）、海绵体部（前尿道）3 部，有尿道内口、膜部、尿道外口 3 个狭窄，前列腺部、尿道部、尿道舟状窝 3 个膨大，耻骨下弯、耻骨前弯 2 个弯曲。

七、精子的排出途径

睾丸生精小管产生精子→精直小管→睾丸网→睾丸输出小管→附睾（头、体、尾）→输精管→射精管→尿道前列腺部→尿道膜部→尿道海绵体部→体外

   ↑   ↑   ↑

尿道球腺排泄管   精囊排泄管 前列腺排泄管

男性生殖系统

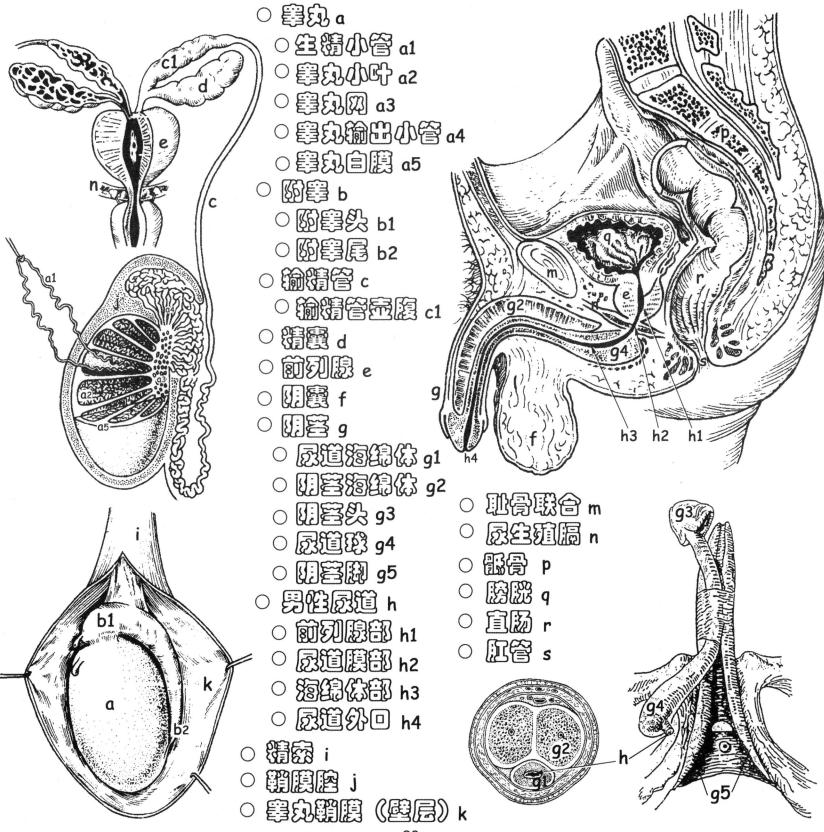

- ○ 睾丸 a
  - ○ 生精小管 a1
  - ○ 睾丸小叶 a2
  - ○ 睾丸网 a3
  - ○ 睾丸输出小管 a4
  - ○ 睾丸白膜 a5
- ○ 附睾 b
  - ○ 附睾头 b1
  - ○ 附睾尾 b2
- ○ 输精管 c
  - ○ 输精管壶腹 c1
- ○ 精囊 d
- ○ 前列腺 e
- ○ 阴囊 f
- ○ 阴茎 g
  - ○ 尿道海绵体 g1
  - ○ 阴茎海绵体 g2
  - ○ 阴茎头 g3
  - ○ 尿道球 g4
  - ○ 阴茎脚 g5
- ○ 男性尿道 h
  - ○ 前列腺部 h1
  - ○ 尿道膜部 h2
  - ○ 海绵体部 h3
  - ○ 尿道外口 h4
- ○ 精索 i
- ○ 鞘膜腔 j
- ○ 睾丸鞘膜（壁层）k

- ○ 耻骨联合 m
- ○ 尿生殖膈 n
- ○ 骶骨 p
- ○ 膀胱 q
- ○ 直肠 r
- ○ 肛管 s

23

女性生殖系统

一、组成

内生殖器			外生殖器
生殖腺	生殖管道	附属腺体	
卵巢	输卵管、子宫、阴道	前庭大腺	大阴唇、阴蒂、小阴唇、阴阜

二、生殖腺——卵巢

1. **位置**：位于小骨盆侧壁卵巢窝内、髂总动脉的分叉处，包被于子宫阔韧带的后层内。产生卵子，分泌女性激素（雌激素、孕激素）。

2. **固定装置**：卵巢悬韧带（骨盆漏斗韧带）、卵巢固有韧带（卵巢子宫索）

三、生殖管道

1. **输卵管**：分子宫部、峡部（结扎处）、壶腹部（受精处）、漏斗部4部，有输卵管子宫口（内侧端）、输卵管腹腔口（外侧端，亦称输卵管伞口）2口。

2. **子宫**：正常位于小骨盆中央，膀胱和直肠之间，呈**前倾前屈位**。分子宫底、子宫体、子宫峡（剖腹产手术切口处）、子宫颈（阴道上部、阴道部）4部，子宫内腔分为子宫腔与子宫颈管2部分。

子宫附件：卵巢、输卵管。

固定装置：子宫阔韧带、子宫圆韧带、子宫主韧带、骶子宫韧带；此外还需盆底肌和阴道等的承托。

3. **阴道**：为肌性管道，是女性性交接器官及月经排出与胎儿娩出的通道。

阴道后穹：阴道上端包绕子宫颈阴道部形成阴道穹。阴道后穹紧邻直肠子宫陷凹，为临床对腹膜腔进行穿刺及引流的适宜部位。

四、女性外生殖器（女阴）

包括阴阜、阴蒂、大阴唇、小阴唇、阴道前庭、前庭球和前庭大腺（Bartholin腺）。

五、乳房

1. **位置**：位于胸肌筋膜表面，乳头平对第4肋间隙或第5肋。

2. **结构**：乳房小叶、输乳管、输乳孔。

乳房悬韧带：Cooper韧带，为连于乳房皮肤和胸肌筋膜之间的结缔组织纤维束，可支持固定乳腺。若在乳腺癌病程中受侵，可形成"橘皮样"皮肤的特殊体征。

六、会阴

1. **狭义会阴**：临床上将肛门与外生殖器之间的软组织称为会阴。

2. **广义会阴**：指封闭小骨盆下口的所有软组织。以两侧坐骨结节的连线将其分成前方的**尿生殖三角/区**和后方的**肛门三角/区**。

尿生殖三角与尿生殖膈：浅层有会阴浅横肌、球海绵体肌、坐骨海绵体肌，深层有会阴深横肌、尿道括约肌。尿生殖三角内有尿道、阴道（女）穿过。

肛门三角与盆膈：有肛提肌、尾骨肌、肛门外括约肌，肛提肌、尾骨肌及覆盖其上下面的盆膈筋膜共同构成**盆膈**。肛门三角内有直肠穿过。

坐骨直肠窝：位于坐骨结节、肛提肌和臀大肌后缘之间，内有阴部内血管和阴部神经通过，肛门周围脓肿好发部位，可形成肛瘘。

女性生殖系统

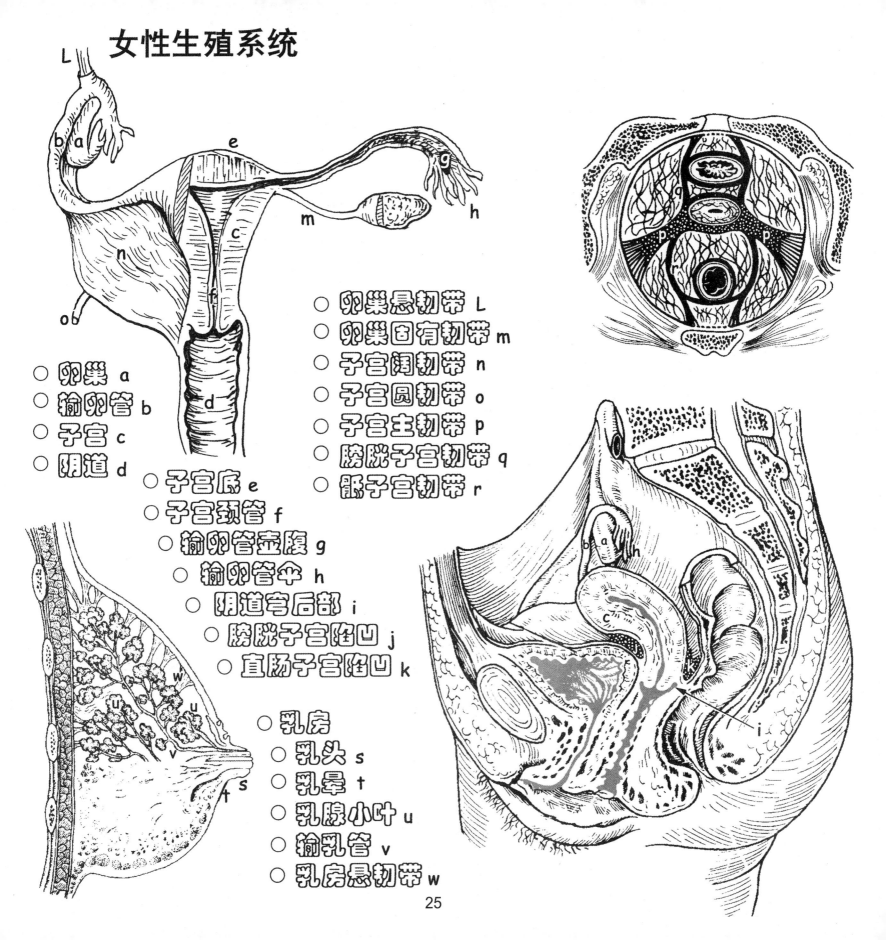

○ 卵巢 a
○ 输卵管 b
○ 子宫 c
○ 阴道 d

○ 子宫底 e
○ 子宫颈管 f
○ 输卵管壶腹 g
○ 输卵管伞 h
○ 阴道穹后部 i
○ 膀胱子宫陷凹 j
○ 直肠子宫陷凹 k

○ 卵巢悬韧带 L
○ 卵巢固有韧带 m
○ 子宫阔韧带 n
○ 子宫圆韧带 o
○ 子宫主韧带 p
○ 膀胱子宫韧带 q
○ 骶子宫韧带 r

○ 乳房
○ 乳头 s
○ 乳晕 t
○ 乳腺小叶 u
○ 输乳管 v
○ 乳房悬韧带 w

25

腹　膜

一、腹膜和腹膜腔

腹膜是人体最大的浆膜，覆盖于腹盆壁内面（**壁腹膜**）和腹盆腔内各器官的表面（**脏腹膜**）。脏壁两部腹膜可通过系膜或韧带互相延续，形成潜在性的**腹膜腔**。在男性为一封闭腔，在女性则可经输卵管腹腔口通至外界。

二、腹膜与腹、盆腔脏器的关系

1. **腹膜内位器官**：全部被覆腹膜，胃、空回肠、脾、卵巢、十二指肠上部。

2. **腹膜间位器官**：三面或大部被覆腹膜；肝，胆囊，升、降结肠，膀胱。

3. **腹膜外位器官**：仅一面被覆腹膜，肾、肾上腺、胰、十二指肠降部和下部。

三、腹膜形成的结构

1. **网膜**：**大网膜**（胃结肠韧带）、**小网膜**（肝胃韧带、肝十二指肠韧带）和**网膜囊**。**肝十二指肠韧带**内有肝固有动脉、肝门静脉和胆总管。

网膜囊

前壁	小网膜、胃后壁腹膜、胃结肠韧带	
后壁	大网膜后叶、横结肠、横结肠系膜，覆盖胰、左肾、左肾上腺等处的腹膜	
上壁	肝尾状叶和膈下面的腹膜	
下壁	大网膜前后叶间的愈着部	
左壁	脾、胃脾韧带、脾肾韧带	
右壁	网膜孔 (winslow 孔)	上界是肝尾状叶，下界是十二指肠上部，前界是肝十二指肠韧带，后界是下腔静脉及其前方腹膜

2. **系膜**：将器官系连固定于腹后壁的双层腹膜结构，包括小肠系膜、阑尾系膜（阑尾动脉）、横结肠系膜、乙状结肠系膜。

小肠系膜根：为小肠系膜于腹后壁的附着处，长约 15cm。起于第 2 腰椎左侧，斜向右下，止于右骶髂关节。

3. **韧带**：包括**肝的韧带**（镰状韧带、冠状韧带、左右三角韧带、肝圆韧带、静脉韧带、肝胃韧带、肝十二指肠韧带等）和**脾的韧带**（胃脾韧带、脾肾韧带、脾结肠韧带、脾膈韧带）等。

4. **盆腔内的腹膜陷凹**：男性有**直肠膀胱陷凹**（腹膜腔的最低点）；女性有膀胱子宫陷凹、**直肠子宫陷凹**（腹膜腔的最低点）。

5. **腹膜腔的分区**

腹膜腔以大网膜、横结肠和横结肠系膜为界，分为**结肠上区**和**结肠下区**。

结肠上区又称**膈下间隙**，可由肝区分为**肝上间隙**和**肝下间隙**。

结肠下区被小肠系膜进一步区分为**左肠系膜窦**和**右肠系膜窦**，左肠系膜窦向下与盆腔相通连。

6. **膈下间隙的分区**

右膈下腹膜外间隙	右肝上间隙	镰状韧带	左肝上间隙	左肝上后间隙	左膈下腹膜外间隙
				左三角韧带	
				左肝上前间隙	
	肝				
	右肝下间隙（肝肾隐窝）	肝圆韧带	左肝下间隙	左肝下后间隙（网膜囊）	
				小网膜和胃	
				左肝下前间隙	

生殖系统和腹膜思考题

1. 男性尿道的分部、精子的产生及排出路径是什么？

2. 卵巢和子宫的正常位置、动脉血供及其固定装置是什么？

3. 肝和胃相关的腹膜结构是什么？

腹膜

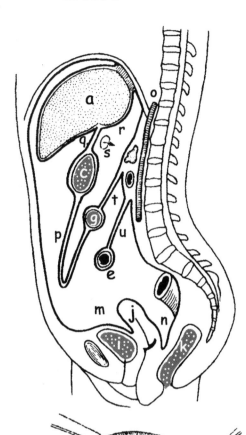

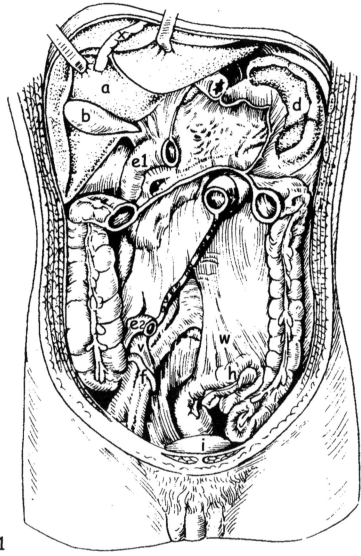

- 肝 a
- 胆囊 b
- 胃 c
- 脾 d
- 小肠 e
  - 十二指肠 e1
  - 回肠 e2
- 阑尾 f
- 横结肠 g
- 乙状结肠 h
- 膀胱 i
- 子宫 j
- 直肠 k
- 膀胱子宫陷凹 m
- 直肠子宫陷凹 n
  - 腹主动脉 o

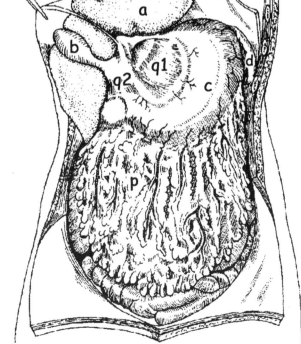

- 大网膜 p
- 小网膜 q
  - 肝胃韧带 q1
  - 肝十二指肠韧带 q2
- 网膜囊 r
- 网膜孔 s
- 横结肠系膜 t
- 小肠系膜 u
- 阑尾系膜 v
- 乙状结肠系膜 w
- 镰状韧带 x

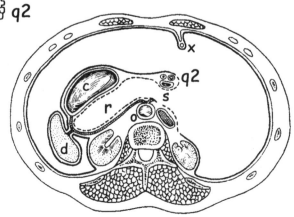

第六章 脉管系统

心血管系统和心

脉管（循环）系统由心血管系统和淋巴系统两部分组成。

一、心血管系统概述

1. **心血管系统**：由心、**动脉**、**静脉**和毛细血管组成。
2. **血液循环**：包括**体循环（大循环）**和**肺循环（小循环）**

体循环：左心室→主动脉→各级动脉→毛细血管→各级静脉→上、下腔静脉→右心房

肺循环：右心室→肺动脉干→各级肺动脉→肺内毛细血管→各级肺静脉→肺静脉→左心房

3. **侧支循环**：是动脉主干阻塞时，与其平行的侧副支建立的循环。

二、心

1. **心的位置**：心位于胸腔前下部的中纵隔内；2/3 居身体正中线的左侧，1/3 位于正中线的右侧。

心包裸区：是心的左肺心切迹内侧部分与胸骨体下部左半及左侧第 4~6 肋软骨直接相邻区。心内注射多在胸骨左缘第 4 肋间进针，不伤及肺和胸膜。

2. **心的外形**：为近似前后略扁的倒置的尖朝左下方的圆锥体，有"一尖、一底、两面、三缘、四沟"。

3. **心的各腔**：右心房、右心室、左心房和左心室

卵圆窝：是房间隔下面的卵圆形凹陷区，是房间隔缺损的好发部位。

冠状窦口：位于右心房内下腔静脉口和右房室口之间，下部有冠状窦瓣。

室上嵴：是右心室流入道和流出道的分界线，在右房室口和肺动脉口间。

隔缘肉柱：右心室前乳头肌根部至室间隔下部有一条横行肌束，称隔缘肉柱（节制索），有防止心室过度扩张的功能，其内有右束支通过。

心腔内防止血液逆流的装置：瓣膜、乳头肌、腱索。

4. **心的构造**

心纤维性支架（心纤维骨骼）：主要包括左右纤维三角、4 个瓣膜环（肺动脉瓣环、主动脉瓣环、二尖瓣环和三尖瓣环）和室间隔膜部等。

右纤维三角：位于左、右房室口纤维环与主动脉口纤维环之间的三角区，又称**中心纤维体**，有心传导系统的房室束通过。

房间隔：位于左、右心房之间，由两层心内膜中夹肌纤维和结缔组织构成。房间隔右侧面中下部有**卵圆窝**，是房间隔最薄弱处。

室间隔：由肌部和膜部两部分构成，膜部是是室间隔缺损的好发部位。

5. **心的传导系统**：包括**窦房结（正常起搏点）**、结间束、**房室结**、**房室束**及其分出的**左**、**右束支**和浦肯野（Purkinje）**纤维网**等，维持心的正常节律性搏动。

窦房结：是心的正常起搏点，位于上腔静脉与右心房交界处的界沟上 1/3 心外膜深面。

房室结：位于房间隔右侧面下部，Koch 三角前部的心内膜深方，将窦房结传来的冲动短暂延搁后下传至心室。

6. **心的血管**：血液来自左、右冠状动脉，绝大部分经冠状窦回流入右心房。

左冠状动脉：分布于左心房，左心室前壁及右心室前壁一部分、室间隔前 2/3（**前室间支**），左心室侧壁及后壁一部分（旋支），窦房结、房室束等。

右冠状动脉：分布于右心房、右心室、室间隔后 1/3（**后室间支**）、左心室后壁（**左室后支**）、窦房结（窦房结支）、房室结（房室结支）等。

冠状窦：位于心的膈面，左心房与左心室之间的冠状沟内，以冠状窦口开口于右心房。冠状窦的主要属支有心大静脉、心中静脉和心小静脉等。

冠脉循环：左心室→升主动脉→左、右冠状动脉→各级动脉分支→心肌毛细血管→各级静脉→心大、中、小静脉→冠状窦→右心房。

7. **心包**：分浆膜心包和纤维心包，浆膜心包脏、壁两层间的腔隙称**心包腔**。

心包横窦：心包腔在升主动脉、肺动脉干与上腔静脉、左心房间的间隙。

心包斜窦：心包腔在其后壁与左心房、左右肺静脉、下腔静脉间的间隙。

心血管系统和心

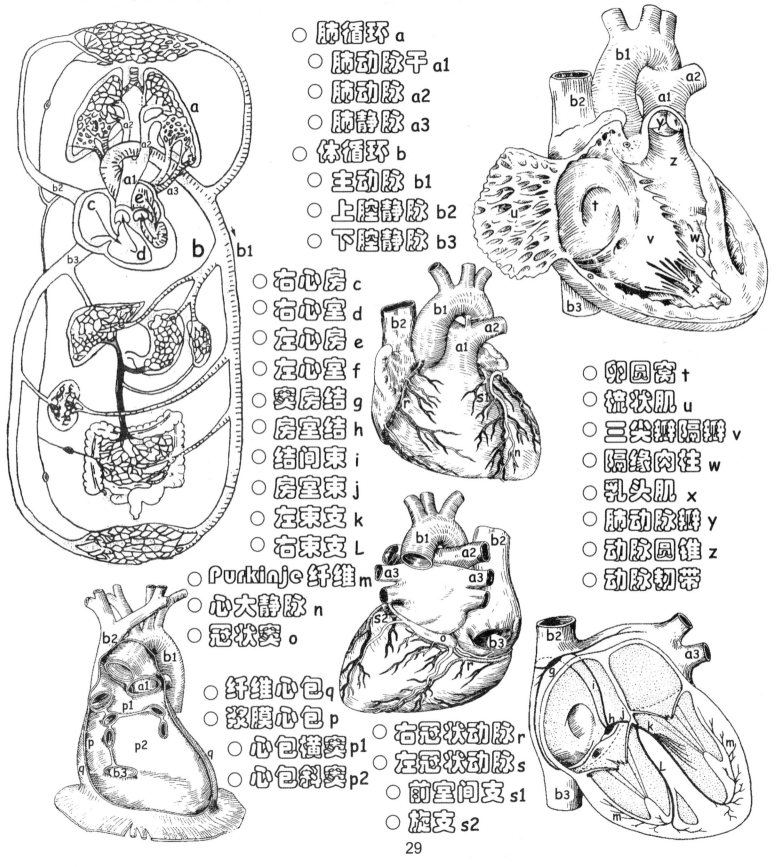

○ 肺循环 a
  ○ 肺动脉干 a1
  ○ 肺动脉 a2
  ○ 肺静脉 a3
○ 体循环 b
  ○ 主动脉 b1
  ○ 上腔静脉 b2
  ○ 下腔静脉 b3

○ 右心房 c
○ 右心室 d
○ 左心房 e
○ 左心室 f
○ 窦房结 g
○ 房室结 h
○ 结间束 i
○ 房室束 j
○ 左束支 k
○ 右束支 L

○ Purkinje 纤维 m
○ 心大静脉 n
○ 冠状窦 o

○ 纤维心包 q
○ 浆膜心包 p
  ○ 心包横窦 p1
  ○ 心包斜窦 p2

○ 右冠状动脉 r
○ 左冠状动脉 s
  ○ 前室间支 s1
  ○ 旋支 s2

○ 卵圆窝 t
○ 梳状肌 u
○ 三尖瓣隔瓣 v
○ 隔缘肉柱 w
○ 乳头肌 x
○ 肺动脉瓣 y
○ 动脉圆锥 z
○ 动脉韧带

29

动 脉

体循环以**主动脉**起自左心室，按其行程分为**升主动脉**、**主动脉弓**和**降主动脉**，其中降主动脉又以膈的主动脉裂孔为界，分为**胸主动脉**和**腹主动脉**。腹主动脉下行至第4腰椎体下缘处分为左、右**髂总动脉**。

一、升主动脉

发出左、右冠状动脉，供应心。

二、主动脉弓

凸侧自右向左发出3个分支——**头臂干**(再发出右颈总动脉、右锁骨下动脉)、**左颈总动脉**、**左锁骨下动脉**。

1. **动脉韧带**：为胎生期动脉导管的遗迹，起于左、右肺动脉分叉处的上缘，向上后连于主动脉弓。

2. **颈总动脉**：在甲状软骨上缘处分为颈内动脉和颈外动脉。

颈外动脉的分支有甲状腺上动脉、舌动脉、**面动脉**(发出内眦动脉)、颞浅动脉和上颌动脉(发出**脑膜中动脉**等)。

3. **锁骨下动脉**：发出**椎动脉**、**胸廓内动脉**和**甲状颈干**(发出甲状腺下动脉和肩胛上动脉)，下延为**腋动脉**。

压力感受器：有主动脉弓与**颈动脉窦**(颈总动脉末端和颈内动脉起始处的膨大)。当血压升高时，可反射性地引起心搏减慢，血压下降。

化学感受器：有主动脉小球、颈动脉小球，当血液中二氧化碳含量增高时，反射性地促进呼吸加深、加快。

腋动脉：分支有胸上动脉、胸肩峰动脉、胸外侧动脉、肩胛下动脉、旋肱后动脉和旋肱前动脉，下延为**肱动脉**。肱动脉在平桡骨颈处分为**桡动脉**和**尺动脉**。

掌浅弓：由**尺动脉**终末支与**桡动脉掌浅支**吻合而成。从弓的凸侧发出1支小指掌侧动脉，分布于小指尺侧缘；发出3支**指掌侧总动脉**，再各分出2支**指掌侧固有动脉**，供应第2~5指的相对缘。

掌深弓：由**桡动脉**末端与尺动脉的**掌深支**吻合而成。自弓的凸侧发出3支掌心动脉，注入指掌侧总动脉。

三、降主动脉

1. **胸主动脉**：**壁支**(肋间后动脉等)和**脏支**(支气管支、食管支等)。

2. **腹主动脉**：分脏支和壁支。壁支有膈下动脉(发出肾上腺上动脉)和腰动脉，成对的脏支有肾上腺中动脉、肾动脉(发出肾上腺下动脉)和睾丸/卵巢动脉，不成对的脏支是**腹腔干**、**肠系膜上动脉**和**肠系膜下动脉**。

腹腔干：发出胃左动脉、肝总动脉和脾动脉。

腹腔干 { 胃左动脉：食管支、贲门支、胃支
肝总动脉 { 肝固有动脉：胃右动脉、肝左支和肝右支 → 胆囊动脉
胃十二指肠动脉：胃网膜右动脉和胰十二指肠上动脉
脾动脉：脾支、胰支、胃短动脉和胰十二指肠下动脉。

肠系膜上动脉：发出空肠动脉、回肠动脉、回结肠动脉(发阑尾动脉)、右结肠动脉和中结肠动脉。

肠系膜下动脉：发出左结肠动脉、乙状结肠动脉和直肠上动脉。

3. **髂总动脉**：分髂内动脉和髂外动脉。

髂内动脉：壁支有闭孔动脉、臀上动脉和臀下动脉，脏支有脐动脉(膀胱上动脉)、膀胱下动脉、**子宫动脉**/输精管动脉、**直肠下动脉**和阴部内动脉。

髂外动脉：分支有腹壁下动脉及旋股内、外侧动脉，延续为股动脉。

股动脉 { 股深动脉、穿动脉
腘动脉 { 胫前动脉 → 足背动脉
胫后动脉 → 腓动脉及足底内、外侧动脉

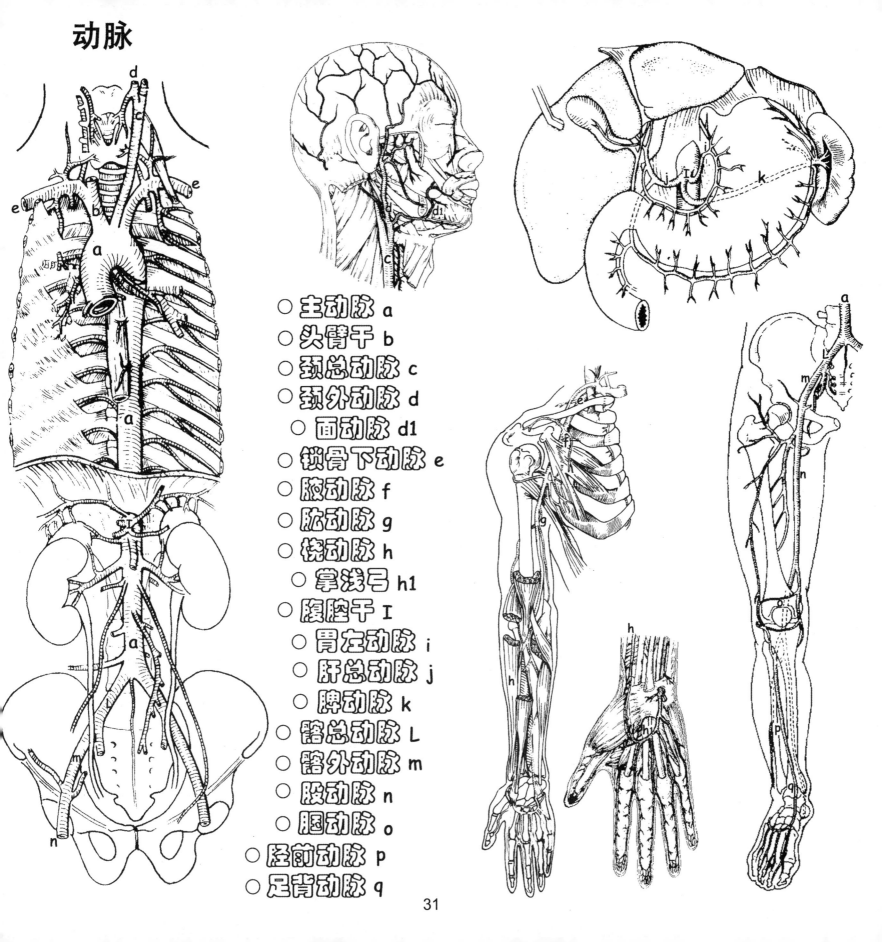

动脉

- ○ 主动脉 a
- ○ 头臂干 b
- ○ 颈总动脉 c
- ○ 颈外动脉 d
  - ○ 面动脉 d1
- ○ 锁骨下动脉 e
- ○ 腋动脉 f
- ○ 肱动脉 g
- ○ 桡动脉 h
  - ○ 掌浅弓 h1
- ○ 腹腔干 I
  - ○ 胃左动脉 i
  - ○ 肝总动脉 j
  - ○ 脾动脉 k
- ○ 髂总动脉 L
- ○ 髂外动脉 m
- ○ 股动脉 n
- ○ 腘动脉 o
- ○ 胫前动脉 p
- ○ 足背动脉 q

静　　脉

一、上腔静脉系

1. 头颈部的主要浅静脉：**面静脉**与"危险三角"

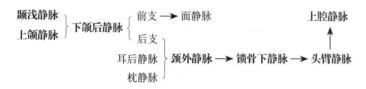

危险三角：面静脉通过内眦静脉、眼上和眼下静脉与颅内海绵窦相交通。面静脉在口角平面以上一般无静脉瓣，因此，面部（尤其在口角以上）发生急性炎症时，有沿上述途径向颅内蔓延的可能。故临床上将鼻根至两侧口角的三角区称为"危险三角"。

下颌后静脉：由颞浅静脉和上颌静脉在腮腺实质内汇合而成，前支汇入面静脉，后支与耳后静脉和枕静脉汇合成颈外静脉。

翼静脉丛：位于颞下窝内，翼静脉丛经眼下静脉或卵圆孔处的导血管与颅内的海绵窦交通。

颈外静脉：为颈部最大的浅静脉，由下颌后静脉的后支与耳后静脉及枕静脉汇合而成，注入锁骨下静脉。

2. 上肢的主要浅静脉：**头静脉**、**贵要静脉**和**肘正中静脉**。
临床上常通过上肢浅静脉进行采血、输液或药物注射。

手背静脉网的桡侧 → **头静脉** → **腋静脉** → **锁骨下静脉** →
头臂静脉 → **上腔静脉**

手背静脉网的尺侧 → **贵要静脉** → **肱静脉**

3. 胸部的静脉：头臂静脉、上腔静脉和奇静脉及其属支等。

奇静脉：起自右腰升静脉，沿胸椎体右侧上升至第4胸椎高度，勾绕右肺根上方注入上腔静脉。奇静脉主要收集右侧肋间后静脉、食管静脉、支气管静脉和半奇静脉的血液。

二、下腔静脉系

1. 下肢的主要浅静脉：

足背静脉弓内侧 → **大隐静脉** → 股静脉 → 髂外静脉
足背静脉弓外侧 → **小隐静脉** → 腘静脉

大隐静脉：是全身最长的浅静脉，在注入股静脉之前接受**股内侧浅静脉**、**股外侧浅静脉**、**阴部外静脉**、**腹壁浅静脉**、**旋髂浅静脉** 5 条属支。大隐静脉在内踝前方位置表浅而恒定，是静脉切开或穿刺的常用部位。

睾丸静脉/卵巢静脉：细而长，在男性，起自睾丸和附睾，左侧以直角汇入左肾静脉，右侧则以锐角注入下腔静脉。睾丸静脉行程较长，左侧又以直角汇入左肾静脉，故精索静脉曲张以左侧多见。

2. **肝门静脉系**：肝门静脉及其属支组成肝门静脉系，肝门静脉多由**肠系膜上静脉**与**脾静脉**汇合而成。

肝门静脉属支：肠系膜上静脉、脾静脉、肠系膜下静脉、胃左静脉、胃右静脉、胆囊静脉、附脐静脉。收集胰、脾、胆囊、食管腹段和胃以下消化管（直肠下部及肛管除外）的静脉血。

肝门静脉与上、下腔静脉的吻合：

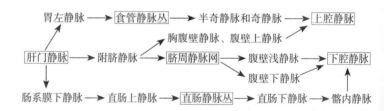

肝硬化、肝肿瘤或胰头肿瘤可导致肝门静脉血液回流受阻，肝门静脉系的血液通过上、下腔静脉系回流，引起**食管静脉丛**、**直肠静脉丛**和**脐周静脉网**的静脉曲张，如果在食管、直肠等处的静脉破裂，则出现呕血或便血。

静脉

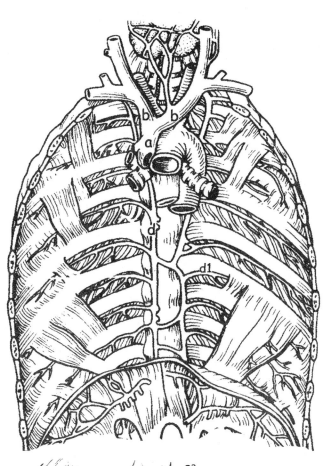

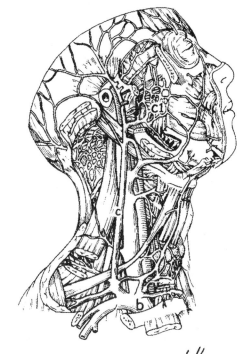

- ○ 上腔静脉 a
- ○ 头臂静脉 b
- ○ 颈外静脉 c
  - ○ 翼静脉丛 c1
- ○ 奇静脉 d
  - ○ 肋间后静脉 d1
- ○ 头静脉 e
- ○ 贵要静脉 f
- ○ 大隐静脉 g
  - ○ 股外侧浅静脉 g1
  - ○ 旋髂浅静脉 g2
  - ○ 腹壁浅静脉 g3
  - ○ 阴部外静脉 g4
- ○ 小隐静脉 i

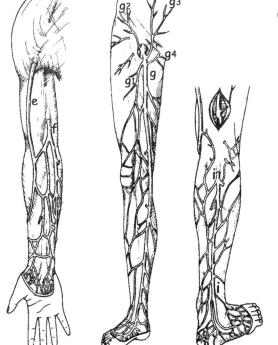

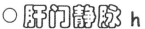

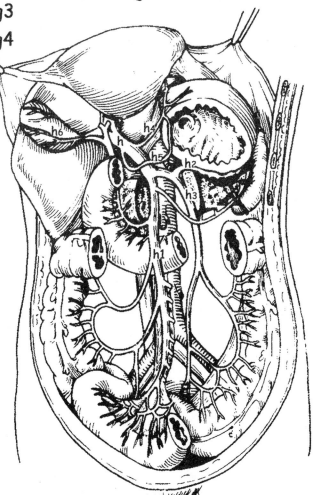

- ○ 肝门静脉 h
  - ○ 肠系膜上静脉 h1
  - ○ 脾静脉 h2
  - ○ 肠系膜下静脉 h3
  - ○ 附脐静脉
  - ○ 胃左静脉 h4
  - ○ 胃右静脉 h5
  - ○ 胆囊静脉 h6

  食管静脉丛
  脐周静脉网
  直肠静脉丛

淋巴系统

淋巴系统由淋巴管道、淋巴器官和淋巴组织组成。淋巴管道内流动的无色透明液体称淋巴；淋巴器官包括淋巴结、扁桃体、胸腺和脾等。

一、淋巴管道——毛细淋巴管、淋巴管、淋巴干和淋巴导管

1. **淋巴干**：全身共有 9 条淋巴干。

淋巴干	数量	收受范围
颈干	左右各一	头颈部的淋巴管
锁骨下干	左右各一	上肢及部分胸壁的淋巴管
支气管纵隔干	左右各一	胸腔脏器及部分胸、腹壁的淋巴管
腰干	左右各一	下肢、盆部、腹腔成对脏器及部分腹壁淋巴管
肠干	单一	腹腔不成对脏器的淋巴管

2. **淋巴导管**：9 条淋巴干最后汇合成两条**淋巴导管**，即胸导管和右淋巴导管。

胸导管：是全身最大的淋巴管，长 30～40cm，管径 2～5mm，它通常起始于第 1 腰椎体前面呈囊状膨大的**乳糜池**（由左、右腰干和肠干汇合而成），胸导管在注入左静脉角前，接纳左支气管纵隔干、左颈干和左锁骨下干，收集下肢、盆部、腹部、左上肢、左胸部和左头颈部的淋巴。

右淋巴导管：由右颈干、右锁骨下干和右支气管纵隔干汇合而成，注入右静脉角。右淋巴导管主要收纳右头颈部、右上肢和右胸部的淋巴。

二、淋巴组织

淋巴组织是含有大量淋巴细胞的网状结缔组织。在人体分布广泛，如呼吸道、消化道和尿生殖器的黏膜等处。

三、淋巴器官

1. **脾**：是人体最大的淋巴器官，位于左季肋区，与第 9～11 肋相对，长轴与第 10 肋一致，质较软而脆，故左季肋部受暴力打击时易造成脾破裂。

脾呈椭圆形，分为膈、脏两面。脏面凹陷，朝向内下，近中央处有**脾门**。上缘较锐，有 2～3 个切迹，称为**脾切迹**，脾大时，可作为触诊脾的标志。

2. **胸腺**：位于胸骨柄后方、心包上部和主动脉弓的前方。分为左、右不对称的两叶，呈长扁条状，质地柔软。胸腺有明显的年龄变化，新生儿时是一生中其相对体积最大的时期，至青春期后逐渐退化，大部分被脂肪组织代替。

四、人体各部主要的淋巴管和淋巴结

1. **头颈部的淋巴管和淋巴结**：下颌下淋巴结和锁骨上淋巴结，注入颈干。

2. **上肢的淋巴管和淋巴结**：腋淋巴结按位置可分为外侧、胸肌、肩胛下、中央和腋尖 5 群淋巴结，注入锁骨下干。

3. **胸部的淋巴管和淋巴结**：肺门淋巴结收集肺的淋巴，注入支气管纵隔干。

4. **腹部的淋巴管和淋巴结**：腹腔脏器的淋巴管分别汇成肠干和左、右腰干，注入乳糜池。

5. **盆部的淋巴管和淋巴结**：盆腔脏器的淋巴，其输出管注入腰淋巴结。

6. **下肢的淋巴管和淋巴结**：下肢浅淋巴管均直接或间接注入腹股沟深淋巴结，最终汇入腰干。

脉管系统思考题

1. 左、右冠状动脉的主要分支分布是什么？

2. 腹主动脉不成对脏支的分支分布是什么？

3. 肝门静脉的属支，肝门静脉系与上、下腔静脉的吻合是什么？

4. 胸导管的起始、行程和收纳的淋巴干是什么？

5. 自手背静脉网静脉注射药物，分别到达肺、胆囊和阑尾的路径是什么？

淋巴系统

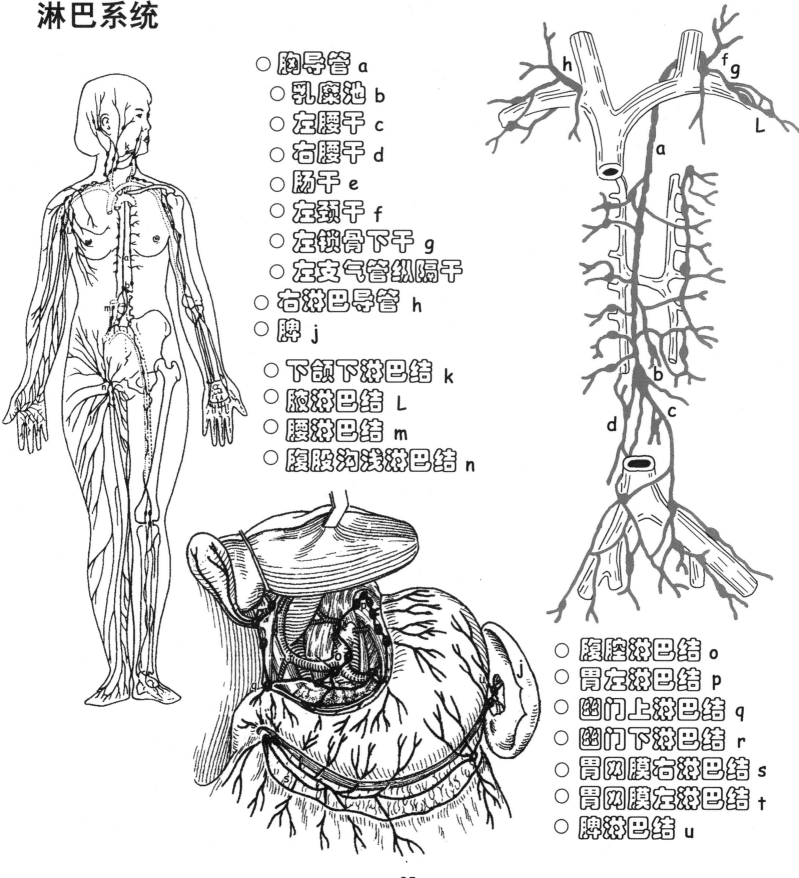

- ○ 胸导管 a
  - ○ 乳糜池 b
  - ○ 左腰干 c
  - ○ 右腰干 d
  - ○ 肠干 e
  - ○ 左颈干 f
  - ○ 左锁骨下干 g
  - ○ 左支气管纵隔干
- ○ 右淋巴导管 h
- ○ 脾 j

- ○ 下颌下淋巴结 k
- ○ 腋淋巴结 L
- ○ 腰淋巴结 m
- ○ 腹股沟浅淋巴结 n

- ○ 腹腔淋巴结 o
- ○ 胃左淋巴结 p
- ○ 幽门上淋巴结 q
- ○ 幽门下淋巴结 r
- ○ 胃网膜右淋巴结 s
- ○ 胃网膜左淋巴结 t
- ○ 脾淋巴结 u

第七章 感觉器

视 器

一、眼球

眼球由眼球壁与眼球内容物组成。前、后两极之间的连线称**眼轴**。通过瞳孔的中央到视网膜中央凹的连线称**视轴**。

1. **眼球壁**：包括外膜（**纤维膜**）、中膜（**血管膜**，又称**色素膜**）和内膜（**视网膜**）。外膜包括角膜和巩膜，中膜包括虹膜、睫状体和脉络膜。

角膜：占外膜的前 1/6，无色透明，有折光作用。无血管但富有感觉神经末梢，故角膜的感觉十分敏锐，发生病变时疼痛也很剧烈。

巩膜：巩膜与角膜交界处称**角膜缘**，是眼内手术常用的切口部位，其深面有一环形小管称**巩膜静脉窦**，是房水回流的通道。

虹膜：中央有**瞳孔**，内有两种平滑肌——**瞳孔括约肌**和**瞳孔开大肌**。

睫状体：由睫状突发出**睫状小带**与晶状体相连。睫状体内含有平滑肌，**称睫状肌**。该肌收缩与舒张可牵动睫状小带，调节晶状体的曲度。

脉络膜：含有丰富的血管和色素，具有营养眼球内组织及吸收眼内的分散光线，以免扰乱视觉的作用。

视网膜：分视网膜盲部和视网膜视部。视网膜后部偏内侧，可见一圆盘形隆起，称**视神经盘**（或称**视神经乳头**），此处是视神经纤维和视网膜中央动、静脉出入的部位，无感光细胞，不能感光，故又称盲点。在视神经盘颞侧稍下方约 3.5mm 处有一黄色小区，**称黄斑**，其中央凹陷处称**中央凹**，是强光下感光辨色最敏感的部位。

视网膜分为内、外两层，外层为色素部，由单层色素上皮构成；内层为神经部，自外向内由视细胞（视杆、视锥细胞）、双极细胞和节细胞 3 层神经细胞组成。

2. **眼球内容物**：包括房水、晶状体和玻璃体，与角膜合称为眼的**屈光系统**。

房水：眼房被虹膜分隔成**前房和后房**，前房与后房借瞳孔相通。在前房的周边，虹膜与角膜交界处的环形区域称**虹膜角膜角**，又称**前房角**，是房水循环的必经之路。

房水循环：睫状体产生房水──→眼球后房──→瞳孔──→眼球前房──→前房角（虹膜角膜角）──→巩膜静脉窦──→眼静脉

晶状体：为富有弹性的双凸镜状透明体，晶状体周缘借睫状小带连于睫状体。

玻璃体：位于晶状体和视网膜之间，具有折光和支持视网膜的作用。

二、眼副器

眼副器包括眼睑、结膜、泪器、眼球外肌及筋膜和眶脂体等，对眼球有保护、支持、运动等作用。

1. **眼睑**：眼睑自由浅至深分为 5 层：皮肤、皮下组织、肌层（眼轮匝肌）、睑板、睑结膜。

2. **结膜**：分两部：覆盖在眼睑内面的部分称**睑结膜**；覆盖于眼球巩膜前面的部分称**球结膜**。上、下睑结膜与球结膜互相移行，其反折处分别形成**结膜上穹和结膜下穹**。闭眼时全部结膜围成一个囊状腔隙，**称结膜囊**，通过眼睑与外界相通，滴眼药即入此囊内。沙眼和结膜炎是结膜的常见病。

3. **泪器**：由泪腺、泪道（泪小点、泪小管、泪囊、鼻泪管，开口于下鼻道）组成。

4. **眼球外肌**：包括上直肌、下直肌、内直肌、外直肌、上斜肌和下斜肌 6 块运动眼球的肌和 1 块上睑提肌，均为骨骼肌，统称为视器的运动装置。眼球外肌受动眼神经、滑车神经和展神经的支配。

5. **眶脂体和眼球筋膜**：眶脂体为充填于眶内各结构之间的脂肪组织，对眶内各结构起支持保护作用。眼球筋膜又称**眼球鞘**，利于眼球的灵活转动。

视器

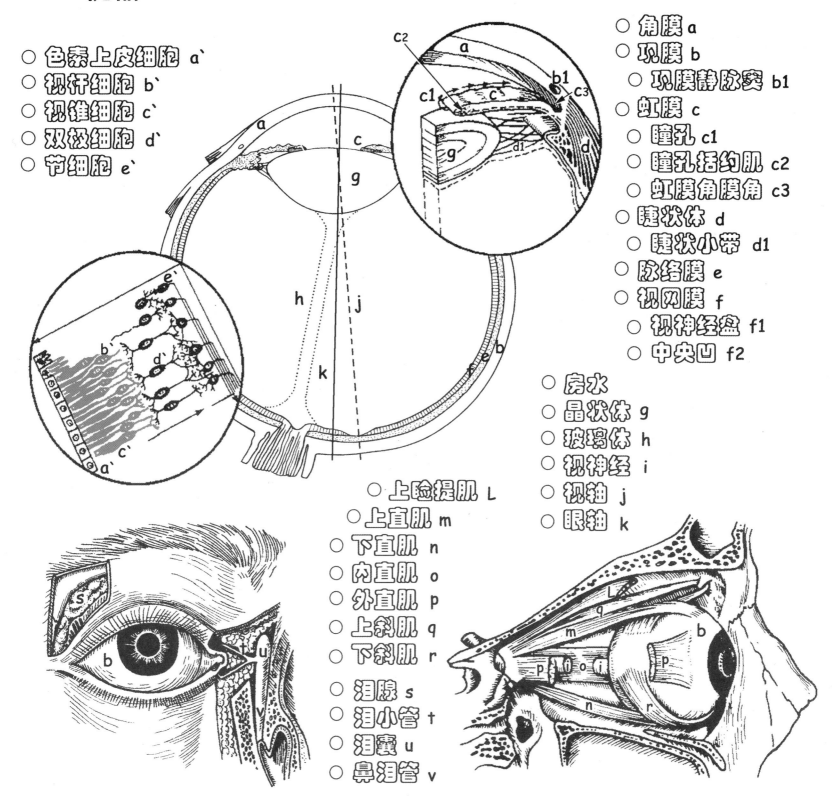

- ○ 色素上皮细胞 a`
- ○ 视杆细胞 b`
- ○ 视锥细胞 c`
- ○ 双极细胞 d`
- ○ 节细胞 e`

- ○ 角膜 a
- ○ 巩膜 b
  - ○ 巩膜静脉窦 b1
- ○ 虹膜 c
  - ○ 瞳孔 c1
  - ○ 瞳孔括约肌 c2
  - ○ 虹膜角膜角 c3
- ○ 睫状体 d
  - ○ 睫状小带 d1
- ○ 脉络膜 e
- ○ 视网膜 f
  - ○ 视神经盘 f1
  - ○ 中央凹 f2

- ○ 房水
- ○ 晶状体 g
- ○ 玻璃体 h
- ○ 视神经 i
- ○ 视轴 j
- ○ 眼轴 k

- ○ 上睑提肌 L
- ○ 上直肌 m
- ○ 下直肌 n
- ○ 内直肌 o
- ○ 外直肌 p
- ○ 上斜肌 q
- ○ 下斜肌 r

- ○ 泪腺 s
- ○ 泪小管 t
- ○ 泪囊 u
- ○ 鼻泪管 v

前庭蜗器

前庭蜗器又称**位听器**，包括外耳、中耳和内耳三部分。

一、外耳

外耳包括耳郭、外耳道、鼓膜，具有收集和传导声波的作用。

鼓膜：分松弛部和紧张部，在活体检查鼓膜时，鼓膜脐前下方可见一个三角形反光区，称**光锥**。

二、中耳

中耳包括鼓室、咽鼓管、乳突窦和乳突小房。鼓室内有3块听小骨（**锤骨、砧骨、镫骨**）、2块与听小骨运动有关的肌（鼓膜张肌和镫骨肌）。

1. **鼓室**：颞骨岩部内形态不规则的一个含气小腔。

鼓室六壁：上壁（**鼓室盖**，将鼓室与颅中窝相隔）、下壁（**颈静脉壁**，将鼓室与颈内静脉起始部隔开）、前壁（**颈动脉壁**，颈动脉管的后壁，此壁上部有咽鼓管的开口）、后壁（**乳突壁**，有乳突窦的开口；下方有一锥状突起，称**锥隆起**）、外侧壁（大部分由鼓膜构成，故又称**鼓膜壁**）和内侧壁（**迷路壁：岬、前庭窗、蜗窗、面神经管凸**）。

2. **咽鼓管**：连通咽与鼓室之间的管道，外侧1/3为骨部，内侧2/3为软骨部。管的外侧端开口于鼓室前壁的咽鼓管鼓室口；内侧端开口于鼻咽部侧壁的**咽鼓管咽口**，此口平时闭合。

3. **乳突小房**：为颞骨乳突内的许多含气小腔，互相连通。乳突小房和乳突窦内衬以黏膜，并与鼓室的黏膜相延续。

三、内耳

内耳又称**迷路**，是位、听觉感受器的所在部位，分为**骨迷路和膜迷路**。**外淋巴**充满在骨迷路与膜迷路之间的腔隙中，**内淋巴**充满在膜迷路内。内、外淋巴互不相通。

1. **骨迷路**：由骨密质构成的管道，由后外向前内依次为**骨半规管、前庭**和**耳蜗**三部分。

前庭：前下方是耳蜗，后上方是骨半规管，外侧壁是鼓室内侧壁，内侧壁是内耳道底。

骨半规管：由三个相互垂直的半环形小管组成，分前、后、外骨半规管，有单骨脚与壶腹骨脚（骨壶腹），总骨脚。

耳蜗：是蜗螺旋管（骨蜗管），有蜗轴，**骨螺旋板、前庭阶、鼓阶**。

2. **膜迷路**：位于骨迷路内，由膜性小管及囊组成，可分为**椭圆囊及球囊、膜半规管和蜗管**。

椭圆囊和球囊：内有椭圆囊斑、球囊斑——位置觉感受器，感受直线变速运动的刺激。

膜半规管：内有壶腹嵴——位置觉感受器，能接受旋转运动开始和终止时的刺激。

蜗管：位于耳蜗内、前庭阶与鼓阶之间的膜性管道。横切面上呈三角形，有上、下和外三个壁，上壁为**前庭膜**；**外侧壁**，下壁称**螺旋膜**，又称基底膜，与鼓阶相隔。在螺旋膜上有听觉感受器，称**螺旋器**，也称柯蒂器（Corti 器）。

四、声波的传导

声波传入内耳可通过空气传导和骨传导。在正常情况下以空气传导为主。

声波——耳郭、外耳道——鼓膜——锤、砧、镫骨——前庭窗、骨迷路——外淋巴（前庭阶——蜗孔——蜗阶）——内淋巴——螺旋器——蜗神经——听觉中枢（颞横回）

五、听觉传导通路

声波——内耳螺旋器——蜗螺旋神经节双极细胞——蜗神经——蜗神经核 $\xrightarrow{交叉}$ 斜方体——外侧丘系——下丘——内侧膝状体——听辐射 $\xrightarrow{内囊后脚}$ 颞横回

由于外侧丘系传递左、右两耳来的听觉信息，所以一侧外侧丘系及其以上的听觉传导通路受损，不会引起明显的听觉障碍。

前庭蜗器

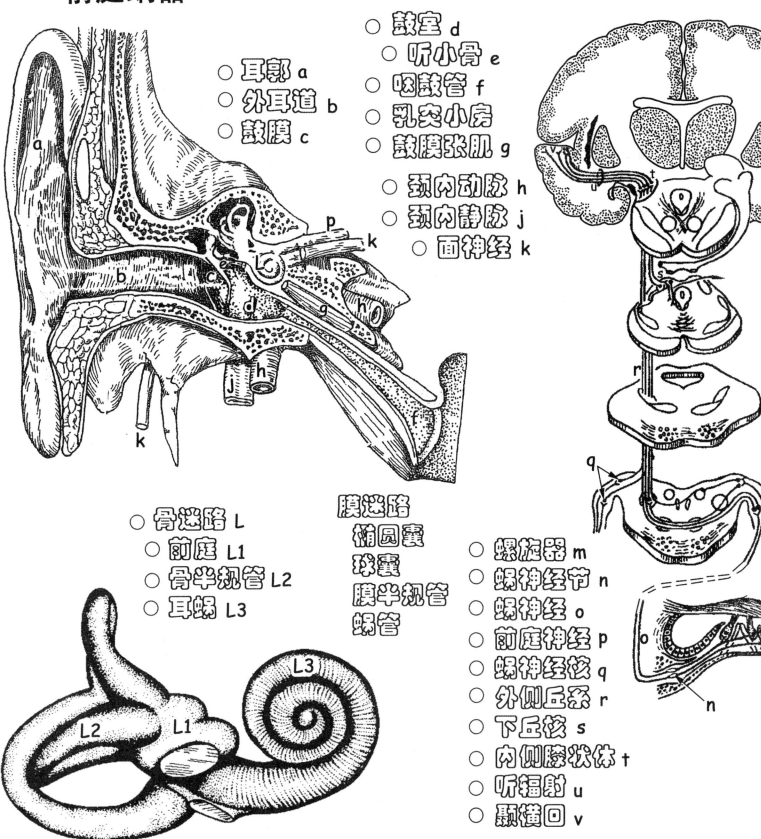

○ 耳郭 a
○ 外耳道 b
○ 鼓膜 c

○ 鼓室 d
○ 听小骨 e
○ 咽鼓管 f
○ 乳突小房
○ 鼓膜张肌 g

○ 颈内动脉 h
○ 颈内静脉 j
○ 面神经 k

○ 骨迷路 L
○ 前庭 L1
○ 骨半规管 L2
○ 耳蜗 L3

膜迷路
椭圆囊
球囊
膜半规管
蜗管

○ 螺旋器 m
○ 蜗神经节 n
○ 蜗神经 o
○ 前庭神经 p
○ 蜗神经核 q
○ 外侧丘系 r
○ 下丘核 s
○ 内侧膝状体 t
○ 听辐射 u
○ 颞横回 v

39

皮肤和感觉传导通路

一、皮肤

皮肤由**表皮**和**真皮**构成，覆盖于身体表面，柔软而有弹性。全身各处皮肤的厚薄不等，背、头顶、手掌和足底等处皮肤最厚，眼睑处最薄。毛发、指（趾）甲、皮脂腺、汗腺和乳腺等都是皮肤的附属结构。

1. **表皮**：是无血管的复层鳞状上皮层，由浅入深依次分**角质层**、**透明层**、**颗粒层**、**棘层**和**基底层** 5 层，基底层细胞之间有色素细胞，可以保护人体免受过多的紫外线的损伤。

2. **真皮**：位于表皮深面，为致密结缔组织，主要由胶原纤维和弹性纤维交织而成，含有从表皮陷入的毛囊和腺体，以及从深层来的血管、淋巴管、神经及其末梢。

真皮分**乳头层**和**网状层** 2 层，浅部向表皮深面突出形成**真皮乳头**与表皮紧密连接，深面与由疏松结缔组织构成的皮下组织即浅筋膜相连。

二、感觉（上行）传导通路

各种感觉冲动由感受器经周围神经传入中枢后，通过几次中继，最后传递至大脑皮质的特定区，引起一定的感觉，这种由感受器到脑的神经通路称为上行或**感觉传导通路**。

特点：三级神经元传导；Ⅱ级纤维越边，交叉到对侧；Ⅲ级纤维经过内囊后肢投射。

1. **躯干、四肢的浅感觉（痛、温、粗触觉）**：

皮肤感受器 $\xrightarrow{周围突}$ 脊神经节（Ⅰ）$\xrightarrow{中枢突}$ 脊髓灰质后角（Ⅱ）$\xrightarrow{越边}$ 脊髓丘脑束 → 丘脑腹后外侧核（Ⅲ）→ 丘脑中央辐射 $\xrightarrow{内囊后肢}$ 中央后回上 2/3

注：Ⅰ、Ⅱ、Ⅲ分别表示第一、二、三级神经元；以下同

若在脊髓损伤脊髓丘脑束，对侧伤面 1～2 节段以下痛、温觉消失；若在脊髓以上损伤此通路，感觉障碍涉及整个对侧躯干和四肢。

2. **头面部的浅感觉（痛、温、粗触觉）**：

皮肤感受器 $\xrightarrow{周围突}$ 三叉神经节（Ⅰ）$\xrightarrow{中枢突}$ 三叉神经核（Ⅱ）$\xrightarrow{越边}$ 三叉丘系 → 丘脑腹后内侧核（Ⅲ）→ 丘脑中央辐射 $\xrightarrow{内囊后肢}$ 中央后回下 1/3

若三叉丘系或其以上的部分受损，对侧头面部痛、温觉和触压觉障碍。若三叉丘系以下受损，则感觉障碍在同侧。

3. **躯干、四肢的本体感觉**：

本体感受器 $\xrightarrow{周围突}$ 脊神经节（Ⅰ）$\xrightarrow{中枢突形成薄束、楔束}$ 薄束核、楔束核（Ⅱ）$\xrightarrow{越边}$ 内侧丘系 → 丘脑腹后外侧核（Ⅲ）→ 丘脑中央辐射 $\xrightarrow{内囊后肢}$ 中央后回上 2/3 及中央前回

若在脊髓损伤，患者闭眼时，不能确定同侧关节的位置和运动方向，且不能辨别两点的距离。

感觉器思考题

1. 眼球的组成是什么？
2. 眼外肌的运动及其神经支配是什么？
3. 前庭蜗器的组成是什么？
4. 听觉的传导通路是什么？
5. 躯干和四肢的深、浅感觉传导通路是什么？

皮肤和感觉传导通路

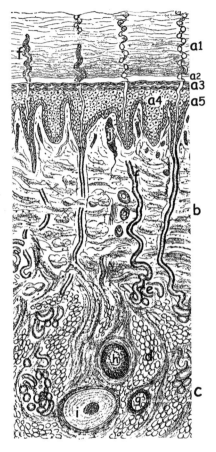

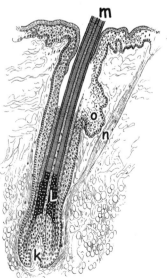

○ 表皮 a
　○ 角质层 a1
　○ 透明层 a2
　○ 颗粒层 a3
　○ 棘层 a4
　○ 基底层 a5
○ 真皮 b
　○ 乳头层
　○ 网状层
○ 皮下组织 c
○ 脂肪组织 d
○ 汗腺 e
○ 汗腺管 f
○ 皮神经 g
○ 皮下动脉 h
○ 环层小体 i
○ 触觉小体 j

○ 毛乳头 k
○ 毛根 L
○ 毛干 m
○ 立毛肌 n
○ 皮脂腺 o

○ 脊神经节 p
○ 三叉神经节 q
○ 背髓丘脑束 r
○ 三叉神经脊束核 s
○ 三叉神经脑桥核 t
○ 三叉丘系 u
○ 腹后核 v
○ 丘脑中央辐射 w
○ 内囊 x
○ 中央后回 y

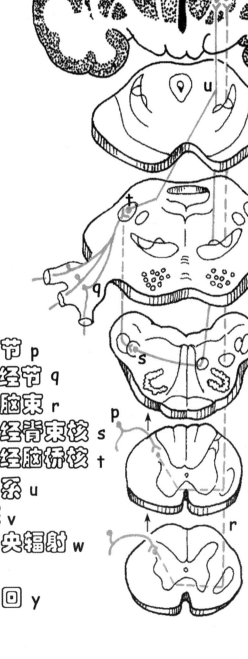

第八章　中枢神经系统

脊　　髓

一、位置及外部形态

脊髓位于椎管内，呈前后略扁的圆柱形，上接延髓，下端形成**脊髓圆锥**，并以**终丝（马尾）**终止于尾骨。全长可分为 31 个脊髓节段。有**颈膨大**（$C_4 \sim T_1$）与**腰骶膨大**（$L_2 \sim S_3$）。

脊髓圆锥：成人终止于 L_1 的下缘，新生儿可达 L_3。

二、内部结构

1. **灰质**：**前角**（前角运动神经元的内侧群、外侧群）、**侧角**（即中间外侧柱，$T_1 \sim L_3$，交感神经节前神经元的胞体；骶副交感核：$S_{2\sim4}$，副交感神经节前神经元的胞体）和**后角**（胶状质，后角固有核，胸核）。

2. **脊髓灰质板层**

板层	脊髓灰质	板层	脊髓灰质
I	后角边缘核	VI	后角基部
II	胶状质	VII	中间带
III	后角固有核	VIII	前角基部
IV		IX	**前角运动神经元**
V	后角基部	X	中央管的周围灰质

3. **白质**：后索、外侧索和前索

上行纤维束（感觉性）

纤维束	I 级神经元	II 级神经元	交叉	III 级神经元	功能
薄束	脊神经节	薄束核	内侧丘系交叉	背侧丘脑腹后外侧核	传递同侧 T_4 以下躯干、下肢的本体感觉和精细触觉
楔束	脊神经节	楔束核			传递同侧 T_4 以上躯干、上肢的本体感觉和精细触觉
脊髓丘脑束	脊神经节	脊髓后角 I、III ～ VII层	白质前连合交叉		传递对侧躯干和四肢的浅感觉（痛温觉、粗触压觉等）

下行纤维束（运动性）：

皮质脊髓束：包括**皮质脊髓侧束**［外侧索，锥体交叉，对侧脊髓前角运动神经元（下运动神经元），支配躯干和四肢骨骼肌的随意运动］和**皮质脊髓前束**［前索，白质前连合交叉，双侧脊髓前角运动神经元（下运动神经元），支配上肢和颈部的骨骼肌］。

其他：红核脊髓束、前庭脊髓束、顶盖脊髓束、内侧纵束、固有束等。

脊髓

○ 小脑中脚 a   ○ 颈膨大 d
○ 菱形窝 b   ○ 腰骶膨大 e
○ 脊神经节 c   ○ 脊髓圆锥 f
                ○ 马尾 g

○ 前正中裂 h
○ 后正中沟 i
○ 后外侧沟 j
○ 后根 k
○ 前角 L
○ 后角 m
○ 侧角 n
○ 中央管 o
○ 白质前连合 p

○ 薄束 a`
○ 楔束 b`
○ 皮质脊髓侧束 c`
○ 皮质脊髓前束 d`
○ 脊髓丘脑束 e`
○ 脊髓小脑后束 f`
○ 脊髓小脑前束 g`
○ 红核脊髓束 h`
○ 前庭脊髓束 i`
○ 顶盖脊髓束 j`
○ 内侧纵束 k`
○ 背外侧束 L`

○ 后角边缘核 q
○ 胶状质 r
○ 后角固有核 s
○ 胸核 t
○ 中间内侧核 u
○ 中间外侧核 v
○ 前角运动神经元 w

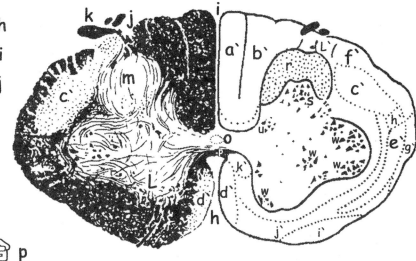

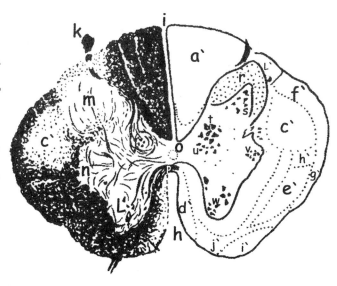

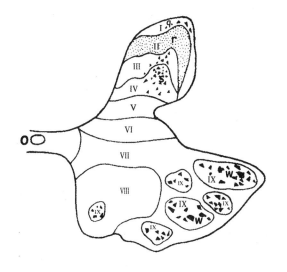

43

脑　干

一、位置及外部形态

1. 脑干腹侧面：

延髓：前正中裂、前外侧沟、延髓脑桥沟，锥体、锥体交叉，橄榄，舌咽神经、迷走神经、副神经和舌下神经。

脑桥：基底沟，小脑中脚，三叉神经、展神经、面神经和前庭蜗神经。

中脑：大脑脚、脚间窝，动眼神经。

2. 脑干背侧面：

延髓：薄束结节、楔束结节，小脑下脚。

脑桥：小脑上脚，前髓帆。

中脑：上丘、下丘，滑车神经

菱形窝（第四脑室底）：正中沟、界沟、髓纹，内侧隆起、**面神经丘**，前庭区、听结节，舌下神经三角、迷走神经三角，蓝斑、最后区、闩。

二、内部结构

脑神经核	位置	功能
动眼神经核	中脑上丘，中央灰质腹侧中线的两旁，恰在左右内侧纵束所形成的凹槽内	支配下直肌、下斜肌、内直肌、上直肌、上睑提肌
动眼神经副核	中脑上丘，动眼神经核头端背内侧	支配睫状肌和瞳孔括约肌
滑车神经核	中脑下丘，中央灰质的腹侧，其腹侧面是内侧纵束	支配眼上斜肌
三叉神经中脑核	脑桥和中脑部，三叉神经脑桥核向上的延续	面肌、咀嚼肌、牙的本体感觉
三叉神经脑桥核	三叉神经脊束核的上部	头面部一般皮肤、黏膜感觉
三叉神经脊束核	延髓、脑桥前庭神经核的腹外侧	
三叉神经运动核	三叉神经根的内侧	支配咀嚼肌
展神经核	面神经丘的深面	支配眼外直肌
面神经核	脑桥网状结构中	支配面肌
上泌涎核	脑桥网状结构中	控制下颌下腺、舌下腺、泪腺等的分泌
孤束核	迷走神经背核腹外侧	膝神经节（面神经，舌前 2/3 味蕾）、下神经节（舌咽神经，舌后 1/3 味蕾）、下神经节（迷走神经，内脏感觉）
前庭神经核	前庭神经三角的深面	感受位置觉
蜗神经核	听结节的深面	感受听觉
下泌涎核	延髓网状结构中	控制腮腺的分泌
疑核	延髓的网状结构中	支配咽喉肌
迷走神经背核	迷走神经三角的深面	控制大部分的胸腹腔脏器，如心肌、结肠左曲以上消化管的平滑肌和腺体等
副神经核	疑核尾端（延髓部）、上 5/6 颈髓前角（脊髓部）	支配咽喉肌、斜方肌、胸锁乳突肌
舌下神经核	舌下神经三角的深面	支配舌内肌和舌外肌（颏舌肌）

脑干

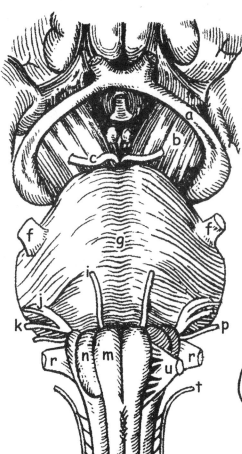

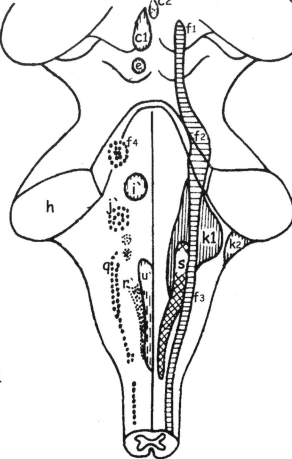

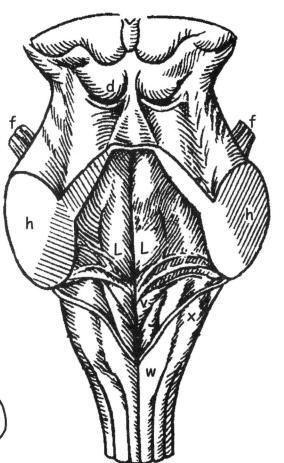

- ○ 视束 a
- ○ 大脑脚 b
- ○ 动眼神经 c
  - ○ 动眼神经核 c1
  - ○ 动眼神经副核 c2
- ○ 下丘 d
- ○ 滑车神经核 e
- ○ 三叉神经 f
  - ○ 三叉神经中脑核 f1
  - ○ 三叉神经脑桥核 f2
  - ○ 三叉神经脊束核 f3
  - ○ 三叉神经运动核 f4

- ○ 基底沟 g
- ○ 小脑中脚 h
- ○ 展神经 i
  - ○ 展神经核 i`
- ○ 面神经 j
  - ○ 面神经核 j`
- ○ 前庭蜗神经 k
  - ○ 前庭神经核 k1
  - ○ 蜗神经核 k2
- ○ 面神经丘 L

- ○ 锥体 m
- ○ 橄榄 n
- ○ 舌咽神经 p
  - ○ 疑核 q
- ○ 迷走神经 r
  - ○ 迷走神经背核 r`
  - ○ 孤束核 s
- ○ 副神经 t
- ○ 舌下神经 u
  - ○ 舌下神经核 u`
- ○ 舌下神经三角 v
- ○ 薄束结节 w
- ○ 楔束结节 x

脑干代表性横切面

一、脑神经核

与第Ⅲ ~ 第Ⅻ对脑神经相关的脑神经核在脑干内的排列与功能

功能柱		躯体运动柱	特殊内脏运动柱	一般内脏运动柱		内脏感觉柱	一般躯体感觉柱	特殊躯体运动柱	
中脑	上丘	动眼神经核（Ⅲ）		动眼神经副核（Ⅲ）			三叉神经中脑核（Ⅴ）		
	下丘	滑车神经核（Ⅳ）			界				
脑桥	中部		三叉神经运动核（Ⅴ）				三叉神经脑桥核		
	中下部	展神经核（Ⅵ）	面神经核（Ⅶ）	上泌涎核（Ⅶ）	沟	孤束核（Ⅶ、Ⅸ、Ⅹ）	三叉神经脊束核（Ⅴ、Ⅸ、Ⅹ）	前庭神经核（Ⅷ）	蜗神经核（Ⅷ）
延髓	橄榄上部		疑核（Ⅸ、Ⅹ、Ⅺ）	下泌涎核（Ⅸ）					
	橄榄中部	舌下神经核（Ⅻ）		迷走神经背核（Ⅹ）					
	内侧丘系交叉								
	锥体交叉		副神经核（Ⅺ）						

二、非脑神经核

	位置	功能
上丘（核）	中脑上丘	与视觉有关，参与视觉、听觉反射
下丘核	中脑下丘	是听觉通路上的重要中继核、听觉反射中枢
红核	中脑上丘，黑质背内侧	与躯体运动的控制有关
黑质	大脑脚底与中脑被盖之间	参与运动的调节（帕金森病）
脑桥核	脑桥基底部	是大脑皮质向小脑发送信息的最重要中继站
薄束核	薄束结节深方	传递躯干及四肢的本体感觉、精细触觉
楔束核	薄束结节深方	
下橄榄核	橄榄深方	参与小脑对运动的控制和对运动的学习记忆

三、上行纤维束

	起	交叉	止	功能
内侧丘系	薄束核、楔束核	内侧丘系交叉	对侧背侧丘脑腹后外侧核	传导躯干和四肢的本体感觉和精细触觉
脊髓丘脑束	脊髓灰质Ⅰ、Ⅳ ~ Ⅶ层	脊髓白质前连合		传导躯干和四肢皮肤痛温觉和粗略触觉
三叉丘系	三叉神经脊束核、脑桥核	在脑干内交叉	对侧背侧丘脑腹后内侧核	传导头面部痛、温、触觉
外侧丘系	蜗神经核	斜方体、髓纹交叉或不交叉	双侧下丘核	传导听觉

四、下行纤维束——锥体束（大脑脚底中 3 / 5，脑桥基底部，锥体，锥体交叉）

脑干代表性横切面

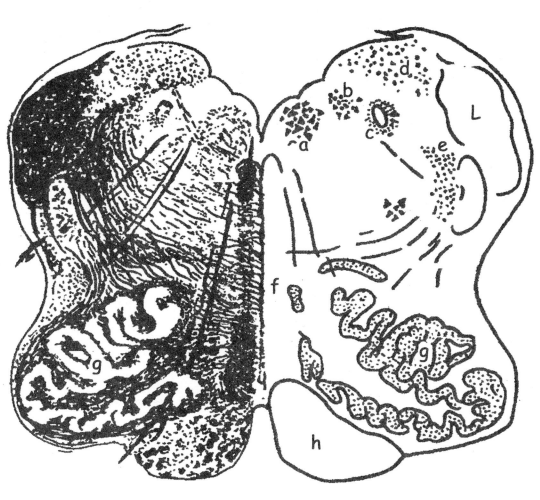

○ 舌下神经核 a
○ 迷走神经背核 b
○ 孤束核 c
○ 前庭神经核 d
○ 三叉神经脊束核 e
○ 内侧丘系 f
○ 下橄榄核 g
○ 锥体束 h
○ 斜方体 i
○ 展神经核 j
○ 面神经核 k
○ 小脑下脚 L
○ 红核 m
○ 黑质 n
○ 动眼神经核 o
○ 三叉神经中脑核 p
○ 中脑水管 q
○ 上丘 r

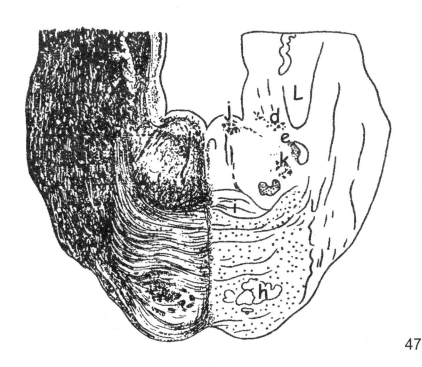

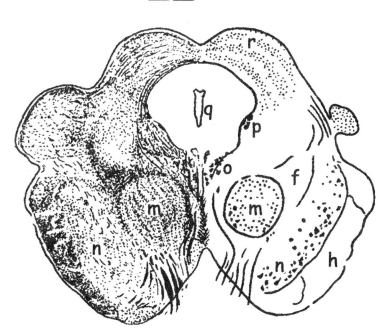

间脑和小脑

一、小脑

1. 位置及外部形态

小脑的分部：小脑半球和小脑蚓。

小脑的分叶：绒球小结叶、小脑前叶和小脑后叶；前庭小脑、脊髓小脑和大脑小脑；古小脑、旧小脑和新小脑。

2. 内部结构

小脑皮质和髓质：小脑灰质主要位于表层，称小脑皮质；白质位于深方，深部白质内又有若干灰质团块，称小脑核。

小脑核：顶核、栓状核、球状核、齿状核。

3. 纤维联系

小脑脚	曾用名	主要的纤维束（感觉）	主要的纤维束（运动）
小脑上脚	结合臂	脊髓小脑前束	小脑齿状红核丘脑纤维
小脑中脚	脑桥臂		脑桥小脑纤维
小脑下脚	绳状体	脊髓小脑后束，前庭小脑束	

	传入纤维	传出纤维	功能
前庭小脑	前庭神经核，前庭神经	经前庭神经核，前庭脊髓束、内侧纵束	维持身体平衡
脊髓小脑	脊髓小脑前束、后束	经顶核、球状核和栓状核，前庭脊髓束、网状脊髓束	调节肌张力
端脑小脑	大脑皮质、脑桥核，小脑中脚（脑桥小脑纤维）	经齿状核到背侧丘脑腹外侧核、红核，再到中央前回	协调机体运动

二、间脑

1. 位置及外部形态：

间脑位于脑干的上方，大部分被**大脑半球**所覆盖，两侧间脑之间为**第三脑室**。

背侧丘脑：丘脑前结节，丘脑枕，丘脑间粘合、下丘脑沟

下丘脑：视交叉、漏斗、垂体、乳头体和灰结节

后丘脑：内侧膝状体、外侧膝状体

上丘脑：丘脑髓纹、缰三角、缰连合、**松果体**

底丘脑：底丘脑核

2. 内部结构：

背侧丘脑（丘脑）：为一对卵圆形的灰质团块，外邻内囊，内邻第三脑室。因其内有一"Y"形的纤维板——内髓板，背侧丘脑被划分为**前核群、内侧核群和外侧核群**三部分，外侧核群又分为背层和腹层，其中腹层又分腹前核、腹外侧核和腹后核，腹后核再分为腹后内侧核和腹后外侧核。

特异性中继核团：腹后内侧核——接受三叉丘系和味觉纤维，腹后外侧核——接受内侧丘系和脊髓丘系的纤维，**腹前核、腹外侧核**——接受新小脑、黑质、苍白球的纤维。

纤维联系：发出丘脑中央辐射，到达大脑皮质躯体感觉区

后丘脑：内侧膝状体——听觉的皮质下中枢，听辐射，颞横回；**外侧膝状体**——视觉的皮质下中枢，视辐射，视觉皮质。

下丘脑：重要的核——**视上核**和**室旁核**（加压素和催产素）、乳头体核、视交叉上核等。纤维联系包括前脑内侧束、穹窿，乳头丘脑束、视上垂体束、室旁垂体束等。**临床意义：**感觉异常（如被针刺时会有烧灼感）、尿崩症（抗利尿激素），昼夜节律性和体温的调节等。

间脑和小脑

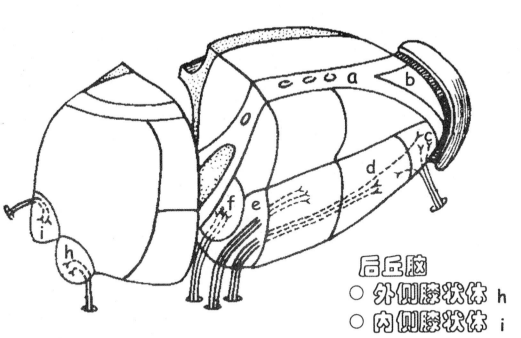

背侧丘脑
- ○ 内髓板 a
- ○ 丘脑前核 b
- ○ 腹前核 c
- ○ 腹外侧核 d
- ○ 腹后外侧核 e
- ○ 腹后内侧核 f

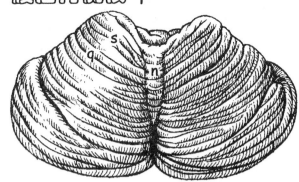

后丘脑
- ○ 外侧膝状体 h
- ○ 内侧膝状体 i

下丘脑
- ○ 视上核 j
- ○ 室旁核 k
- ○ 漏斗核 L
- ○ 乳头体 m

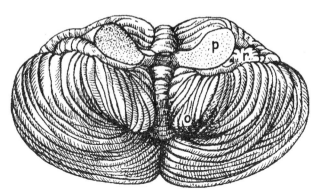

小脑
- ○ 小脑蚓 n
- ○ 小脑扁桃体 o
- ○ 小脑中脚 p
- ○ 原裂 q
- ○ 绒球 r
- ○ 小脑前叶 s
- ○ 齿状核 t
- ○ 顶核 u

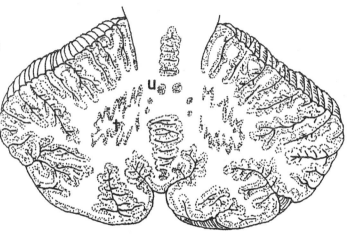

端　脑

一、位置及外部形态

大脑位于间脑、小脑和脑干的上面，借**大脑纵裂**分左、右大脑半球，两者间以横行的纤维束——**胼胝体**相连，每侧的大脑半球分上外侧面、内侧面和底面。借**大脑横裂**与小脑相邻。

1. **大脑半球上的沟**：中央沟、外侧沟和顶枕沟，额上 / 下沟、距状沟、枕颞沟、扣带沟等。

2. **大脑半球分叶**：额叶、顶叶、枕叶、颞叶、岛叶（脑岛）。

3. **大脑半球上的主要脑回**

额叶	中央前回，额上 / 中 / 下回，中央旁小叶前部，嗅球、嗅束、嗅三角、直回
顶叶	中央后回、中央旁小叶后部，缘上回和角回（语言中枢），顶上小叶，顶下小叶
颞叶	枕颞内 / 外侧回，颞上 / 中 / 下回、颞横回，海马旁回、钩、海马、齿状回
枕叶	距状沟两侧的皮质，楔叶，舌回，扣带回
岛叶	岛长回，岛短回

二、大脑皮质的分区及功能定位

大脑皮质		功能定位
第 I 躯体运动区		中央前回和中央旁小叶的前部（4、6 区）
第 I 躯体感觉区		中央后回和中央旁小叶的后部（**3、1、2** 区）
视区（视觉中枢）		距状沟两侧的皮质（17 区）
听区（听觉中枢）		颞横回（41、42 区）
语言中枢	运动性语言中枢	额下回的后部（44、45 区）
	书写中枢	额中回的后部（8 区）
	视觉性语言中枢	角回（39 区）
	听觉性语言中枢	颞上回的后部（22 区）

三、内部结构

1. **侧脑室**：位于左、右大脑半球的内部，为一对不规则腔隙，内含**脑脊液**和产生脑脊液的**脉络丛**。分前角、中央部、后角和下角。

2. **基底核**：位于大脑半球的底部，深埋于白质中。包括**尾状核**、**豆状核（壳和苍白球）**、**杏仁体**、**屏状核**。

纹状体：新纹状体（尾状核和壳）、旧纹状体（苍白球）。

3. **大脑髓质**

内囊（internal capsule）：在脑的水平切面上，内囊是位于尾状核、豆状核、背侧丘脑之间，呈尖向内侧的"V"字形的白质板。可分**内囊前肢**、**内囊膝**（皮质核束）和**内囊后肢**（皮质脊髓束、丘脑中央辐射、听辐射、视辐射）三部分。内囊处集聚了所有出入大脑半球的纤维束。**临床意义**：**内囊损伤**可造成"**三偏综合征**"，即对侧偏身感觉丧失、对侧肢体运动丧失（偏瘫）、双眼对侧视野偏盲。

四、边缘系统

边缘叶包括隔区、扣带回、海马旁回和海马结构。

相关皮质是指额叶眶部、岛叶及颞极。

相关皮质下结构是指杏仁体、下丘脑、上丘脑、丘脑前核、中脑被盖等。其中边缘系统与边缘叶密切相关的重要结构为海马结构、隔区和杏仁体。

主要的纤维束有：前脑内侧束（由隔区经丘脑下部外侧区到中脑）、穹隆（海马 ➝ 乳头体）、乳头丘脑束（乳头体 ➝ 丘脑前核）、终纹（杏仁体 ➝ 隔区）、丘脑髓纹（隔区 ➝ 缰核）。

端脑

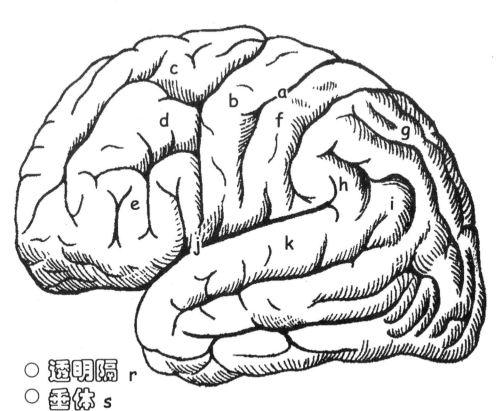

○ 中央沟 a
○ 中央前回 b
○ 额上回 c
○ 额中回 d
○ 额下回 e
○ 中央后回 f
○ 顶上小叶 g
○ 缘上回 h
○ 角回 i
○ 外侧沟 j
○ 颞上回 k
○ 顶枕沟 L
○ 胼胝体 m
○ 扣带回 n
○ 中央旁小叶 o
○ 距状沟 p
○ 楔叶 q

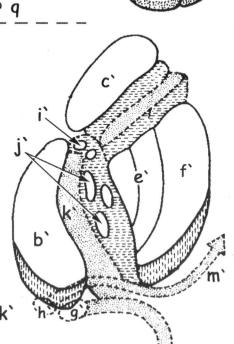

○ 透明隔 r
○ 垂体 s
○ 第四脑室 t
○ 脑桥 u

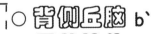

○ 内囊 a`
○ 背侧丘脑 b`
○ 尾状核头 c`
○ 豆状核 d`
　○ 苍白球 e`
　○ 壳 f`
○ 外侧膝状体 g`
○ 内侧膝状体 h`
○ 皮质核束 i`
○ 皮质脊髓束 j`
○ 丘脑中央辐射 k`
○ 听辐射 m`
○ 视辐射 n`

脑膜、脑血管和脑脊液循环

一、脑和脊髓的被膜——硬膜、蛛网膜和软膜

硬膜外腔：位于硬脊膜与椎管内面的骨膜之间的狭窄间隙。临床上可将麻醉药注入此腔隙行硬膜外麻醉，以阻断脊神经的传导。

大脑镰：伸入大脑纵裂，分隔左右大脑半球。

小脑幕：伸入大脑半球和小脑之间，分隔大脑和小脑。小脑幕的前缘呈弧形凹陷，称**小脑幕切迹**。（思考：**小脑幕切迹疝**）

硬脑膜（静脉）窦：又称硬脑膜窦，构成特殊的颅内静脉管道，输送颅内静脉血。包括上/下矢状窦、海绵窦、直窦、横窦、乙状窦、窦汇等。

终池：在脊髓下端至第2骶椎平面之间，特别扩大，内有马尾，临床上常在此进行穿刺术，以抽取脑脊液或注入药物。

蛛网膜下隙：是蛛网膜和软膜之间一宽大的间隙，内含脑脊液。

蛛网膜粒：脑的蛛网膜在硬膜窦附近，特别是在上矢状窦两侧，形成许多颗粒状突起，突入窦内，脑脊液由此渗入窦内，归入静脉。

齿状韧带：在脊髓两侧脊神经前、后根之间，软脊膜向外侧突出，顶着蛛网膜附着于硬脊膜上，形成1对锯齿状的韧带，有固定脊髓的作用。

脉络丛：产生脑脊液。

二、脑的血管

1. 脑的动脉：脑的动脉来自颈内动脉和椎动脉。

	主要分支	分布
颈内动脉系	**大脑前动脉**	大脑半球内侧面及上外侧面上部，内囊前脚等
	大脑中动脉	大脑半球的上外侧面大部及岛叶、内囊等
	豆纹动脉：主要供应尾状核、豆状核、内囊膝及后肢前部	
	后交通动脉	较小，于视束下方后行，与大脑后动脉相吻合
	脉络丛前动脉	侧脑室脉络丛、内囊后脚、大脑脚底等

	大脑后动脉	颞叶的底面和内侧面、枕叶，间脑等
椎-基底动脉系	脊髓前、后动脉	脊髓
	小脑上动脉	小脑上部
	小脑下后动脉	小脑下面后部，延髓后外侧
	小脑下前动脉	小脑下面前部
	脑桥动脉	脑桥基底部
	迷路动脉	内耳迷路

2. 大脑动脉环（Willis环）：由前交通动脉、大脑前动脉、颈内动脉末端、后交通动脉、大脑后动脉吻合而成。

三、脑脊液及其循环

侧脑室（CSF）$\xrightarrow{\text{室间孔}}$ 第三脑室（CSF）$\longrightarrow$ 中脑水管$\longrightarrow$ 第四脑室（CSF）$\xrightarrow{\text{正中孔、外侧孔}}$ 蛛网膜下腔 $\xrightarrow{\text{蛛网膜粒}}$ 硬脑膜静脉窦$\longrightarrow$ 静脉

上述循环途径中，任何部位发生阻塞（如中脑水管的先天闭锁、炎症粘连或附近肿瘤压迫等致堵），可引起脑积水。

中枢神经系统思考题

1. 脊髓的形态和内部结构、左侧 T_4 半横断可能出现的功能障碍及原因是什么？

2. 脑干的形态和内部结构、舌下神经交叉性瘫可能出现的表现及原因是什么？

3. 间脑的分部、间脑特异性中继核的纤维联系是什么？

4. 大脑皮质的功能定位，内囊的位置、分部、血供及损伤后的表现是什么？

5. 脑和脊髓的动脉的分支分布是什么？

脑膜、脑血管和脑脊液循环

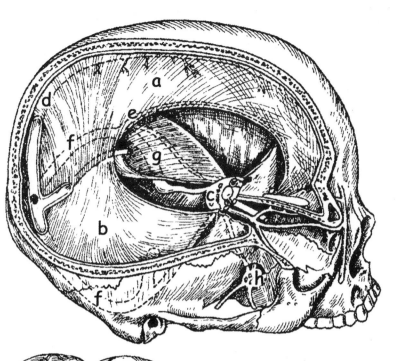

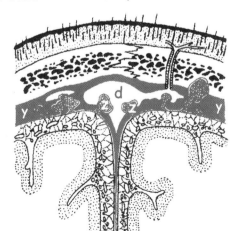

- ○ 大脑镰 a
- ○ 小脑幕 b
- ○ 海绵窦 c
- ○ 上矢状窦 d
- ○ 下矢状窦 e
- ○ 横窦 f
- ○ 乙状窦 g
- ○ 翼静脉丛 h

- ○ 颈内动脉 i
  - ○ 大脑中动脉 j
  - ○ 大脑前动脉 k
  - ○ 前交通动脉 L
  - ○ 后交通动脉 m

- ○ 第四脑室 v
- ○ 小脑延髓池 w
- ○ 终池 x
- ○ 硬脑膜 y
- ○ 蛛网膜粒 z

- ○ 椎动脉 n
- ○ 基底动脉 o
  - ○ 脊髓前动脉 p
  - ○ 小脑下后动脉 q
  - ○ 小脑下前动脉 r
  - ○ 小脑上动脉 s
  - ○ 大脑后动脉 t
  - ○ 迷路动脉 u

第九章　周围神经系统

脊　神　经

脊神经与脊髓相连，有 31 对，均为混合性神经，有**四种纤维成分**（躯体感觉、运动，内脏感觉、运动），分为五部分（颈神经 $C_{1\sim8}$，胸神经 $T_{1\sim12}$，腰神经 $L_{1\sim5}$，骶神经 $S_{1\sim5}$，尾神经 Co_1）。每一对脊神经由**前根（运动性）**和**后根（感觉性）**组成，主要分**前支**和**后支**，其前支组成**颈丛、臂丛、腰丛**和**骶丛**。

1. 纤维成分

感觉纤维	躯体感觉	分布于皮肤、骨骼肌、腱和关节，将皮肤的浅感觉（痛、温、触觉）和肌、腱、关节的深感觉（运动觉、位置觉等）冲动传入中枢
	内脏感觉	分布于内脏、心血管和腺体，传导来自这些结构的感觉冲动
运动纤维	躯体运动	支配骨骼肌的运动
	内脏运动	支配平滑肌和心肌的运动，控制腺体的分泌

2. 脊神经的分支

前支	较粗大，主要分布于躯干前、外侧部和四肢的肌和皮肤。除胸神经前支保持明显的节段性外，其余前支先交织成丛，再由丛发出若干神经至相应分布区
后支	较细小，主要分布于项、背部皮肤及腰骶部深层肌，节段性明显
脊膜返支	细小，经椎间孔返回椎管内分布
交通支	细小，连于脊神经与交感干神经节之间，分为白交通支和灰交通支

3. 神经丛

除胸神经前支保持明显的节段性外，其余前支先交织成丛，再由丛发出若干神经至相应分布区。脊神经前支形成的神经丛有颈丛、臂丛、腰丛和骶丛。

	组成	位置	主要分布范围	主要的神经
颈丛	$C_{1\sim4}$ 前支	胸锁乳突肌上部的深面，中斜角肌和肩胛提肌起始端的前方	头颈部、胸壁上部、膈、纵隔等处	膈神经、锁骨上神经
臂丛	$C_{5\sim8}$ 和 T_1 前支	穿斜角肌间隙，在腋动脉的周围	上肢	正中神经、尺神经、肌皮神经、桡神经、腋神经
胸神经	$T_{1\sim12}$ 前支	肋间隙	胸、腹壁，胸、腹膜壁层	肋间神经、肋下神经
腰丛	T_{12}、$L_{1\sim4}$ 前支	腰大肌的深面	下肢的前内侧	股神经、闭孔神经
骶丛	$L_{4、5}$、$S_{1\sim5}$、Co_1 前支	小骨盆骶骨和梨状肌的前面	臀部、下肢后面	坐骨神经、阴部神经

脊神经

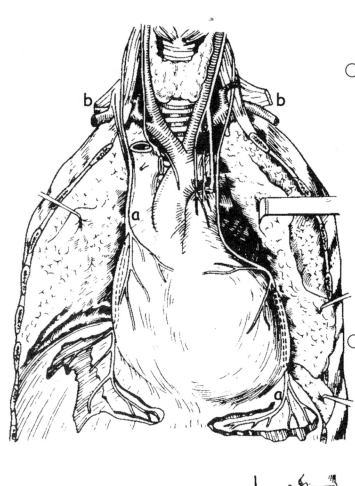

颈丛
○ 膈神经 a
○ 臂丛 b
　○ 胸长神经 c
　○ 胸背神经 d
　○ 肩胛下神经 e
　○ 前臂内侧皮神经 f
　○ 腋神经 g
　○ 肌皮神经 h
　○ 正中神经 i
　○ 尺神经 j
　○ 桡神经 k
○ 腰丛 L
　○ 股神经 m
　○ 闭孔神经 n
　○ 髂腹下神经 o
　○ 髂腹股沟神经 p
　○ 生殖股神经 q
　○ 股外侧皮神经 r
○ 骶丛 s
　　臀上神经
　　臀下神经
　○ 阴部神经 t
　○ 坐骨神经 u
　　　胫神经
　　　腓总神经
　　　腓浅神经
　　　腓深神经

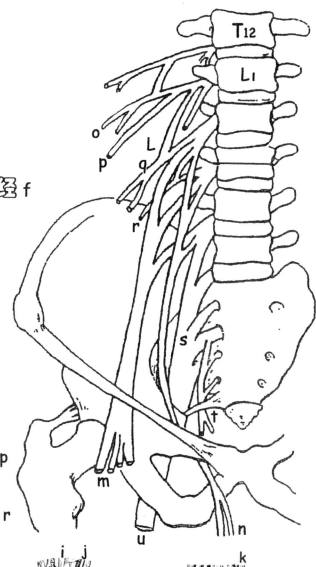

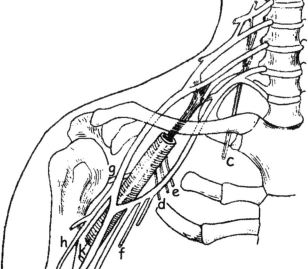

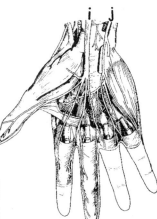

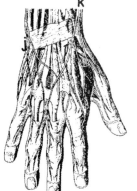

脑神经概况

脑神经为周围神经中与脑相连的部分，主要分布于头颈部，也可远至胸腹腔脏器。

脑神经共 12 对，其序号通常用罗马数字表示。

脑神经总共含有 7 种纤维成分。根据所含纤维性质的不同，将脑神经分为仅含感觉纤维的感觉性神经（Ⅰ、Ⅱ、Ⅷ）、仅含运动纤维的运动性神经（Ⅲ、Ⅳ、Ⅵ、Ⅺ、Ⅻ）和既含感觉纤维又含运动纤维的混合性神经（Ⅴ、Ⅶ、Ⅸ、Ⅹ）。

脑神经	与脑相连	分支	性质	纤维成分	进出颅腔处
嗅神经	端脑		感觉性	特殊内脏感觉	筛板的筛孔
视神经	间脑		感觉性	特殊躯体感觉	视神经管
动眼神经	中脑		运动性	躯体运动	眶上裂
				一般内脏运动	
滑车神经	中脑		运动性	躯体运动	眶上裂
三叉神经	脑桥	眼神经	**混合性**	一般躯体感觉	眶上裂
		上颌神经		一般躯体感觉	圆孔
		下颌神经		一般躯体感觉	卵圆孔
				特殊内脏运动	
展神经	脑桥		运动性	躯体运动	眶上裂
面神经	脑桥		**混合性**	特殊内脏感觉	茎乳孔→内耳门
				一般内脏运动	
				特殊内脏运动	
前庭蜗神经	脑桥	前庭神经	感觉性	特殊躯体感觉	内耳门
		蜗神经		特殊躯体感觉	内耳门
舌咽神经	延髓		**混合性**	一般躯体感觉	颈静脉孔
				一般内脏感觉	
				特殊内脏感觉	
				一般内脏运动	
				特殊内脏运动	
迷走神经	延髓		**混合性**	一般躯体感觉	颈静脉孔
				一般内脏感觉	
				一般内脏运动	
				特殊内脏运动	
副神经	延髓		运动性	**特殊内脏运动**	颈静脉孔
舌下神经	延髓		运动性	躯体运动	舌下神经管

脑神经概括

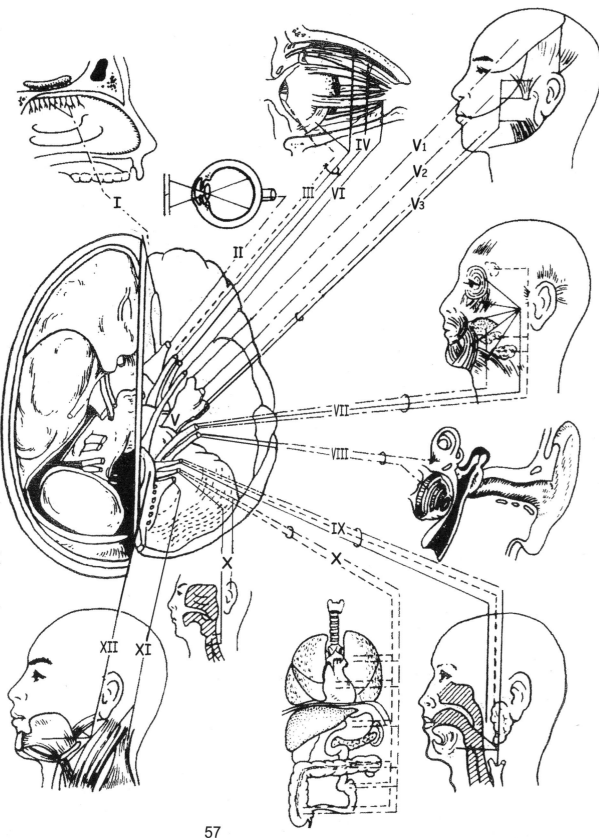

- ○ 嗅神经 I
- ○ 视神经 II
- ○ 动眼神经 III
- ○ 滑车神经 IV
- ○ 三叉神经 V
  - ○ 眼神经 V₁
  - ○ 上颌神经 V₂
  - ○ 下颌神经 V₃
- ○ 展神经 VI
- ○ 面神经 VII
- ○ 前庭蜗神经 VIII
- ○ 舌咽神经 IX
- ○ 迷走神经 X
- ○ 副神经 XI
- ○ 舌下神经 XII

脑 神 经

脑神经	相应的核	分布	损伤后表现
嗅神经	嗅球	鼻腔嗅黏膜	嗅觉障碍
视神经	外侧膝状体	眼球视网膜	视觉障碍
动眼神经	动眼神经核	上 / 下 / 内直肌，下斜肌，上睑提肌	眼外斜视，上睑下垂
	动眼神经副核	瞳孔括约肌、睫状肌	对光及调节反射消失
滑车神经	滑车神经核	上斜肌	眼不能外下斜视
三叉神经	三叉神经脊束核 三叉神经脑桥核 三叉神经中脑核	头面部皮肤、口腔	感觉障碍
	三叉神经运动核	咀嚼肌、镫骨肌	咀嚼肌瘫痪
展神经	展神经核	外直肌	眼内斜视
面神经	孤束核——味觉	舌前 2/3 味蕾	味觉障碍
	上泌涎核	泪腺、下颌下腺、舌下腺及鼻腔和腭的腺体	分泌障碍
	面神经核	面部表情肌、颈阔肌、茎突舌骨肌、二腹肌后腹	额纹消失、眼不能闭合、口角歪向健侧、鼻唇沟变浅
前庭蜗神经	前庭神经核	平衡器的半规管壶腹嵴球囊斑和椭圆囊斑	眩晕、眼球震颤等
	蜗神经核	耳蜗螺旋器	听力障碍
舌咽神经	三叉神经脊束核		
	孤束核	咽、鼓室、咽鼓管、软腭、舌后 1/3 的黏膜，颈动脉窦，颈动脉球	咽后与舌后 1/3 感觉障碍、咽反射消失
	孤束核——味觉	舌后 1/3 味蕾	舌后 1/3 味觉丧失
	下泌涎核	腮腺	分泌障碍
	疑核	茎突咽肌	
迷走神经	三叉神经脊束核	硬脑膜，耳郭及外耳道皮肤	
	孤束核	胸腹腔脏器、咽喉黏膜	
	迷走神经背核	胸腹腔内脏平滑肌、心肌、腺体	心动过速、内脏活动障碍
	疑核	咽喉肌	发音困难、声音嘶哑、发呛、吞咽障碍
副神经	**疑核、副神经核**	胸锁乳突肌、斜方肌	一侧胸锁乳突肌瘫痪，头无力转向对侧；斜方肌瘫痪、肩下垂、抬肩无力
舌下神经	舌下神经核	舌内肌和部分舌外肌	舌肌瘫痪、萎缩、伸舌时舌尖偏向患侧

脑神经

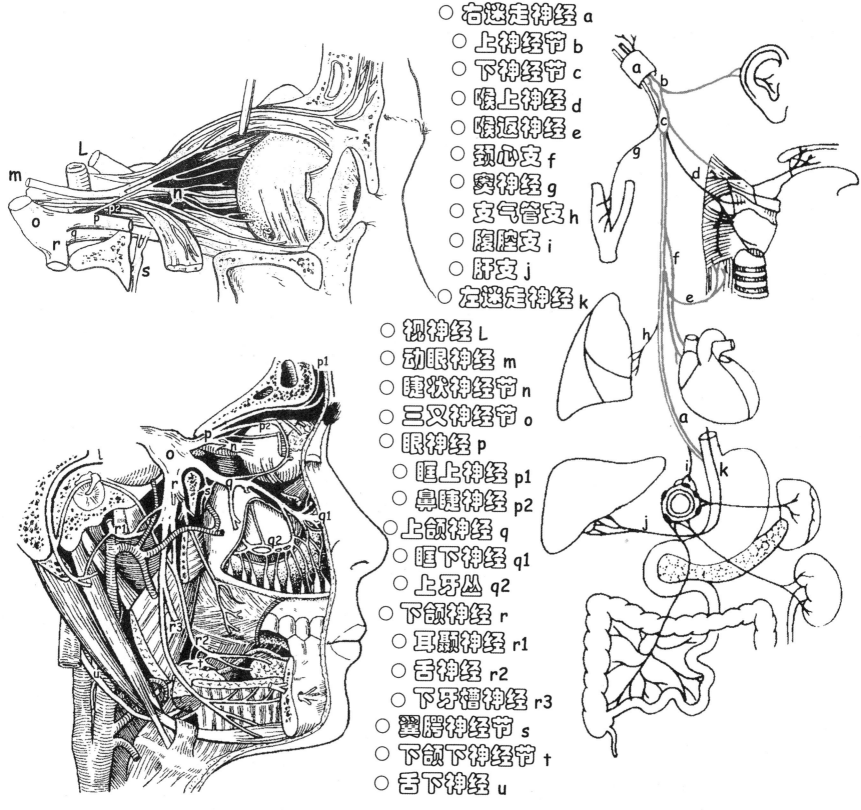

○ 右迷走神经 a
○ 上神经节 b
○ 下神经节 c
○ 喉上神经 d
○ 喉返神经 e
○ 颈心支 f
○ 窦神经 g
○ 支气管支 h
○ 腹腔支 i
○ 肝支 j
○ 左迷走神经 k

○ 视神经 L
○ 动眼神经 m
○ 睫状神经节 n
○ 三叉神经节 o
○ 眼神经 p
　○ 眶上神经 p1
　○ 鼻睫神经 p2
○ 上颌神经 q
　○ 眶下神经 q1
　○ 上牙丛 q2
○ 下颌神经 r
　○ 耳颞神经 r1
　○ 舌神经 r2
　○ 下牙槽神经 r3
○ 翼腭神经节 s
○ 下颌下神经节 t
○ 舌下神经 u

内脏神经

内脏神经包含运动和感觉两种纤维成分，即内脏运动神经和内脏感觉神经。内脏运动神经支配心肌、平滑肌的运动和腺体的分泌，又称自主神经。

一、内脏运动神经

1. 交感神经与副交感神经的异同

	交感神经	副交感神经
低级中枢 （节前神经元）	脊髓胸段和L_{1-3}节段的灰质侧角内	动眼神经副核，上、下泌涎核，迷走神经背核，骶副交感核
内脏神经节 （节后神经元）	椎旁节（交感干神经节）椎前节（腹腔神经节等）	器官旁节（睫状、翼腭、下颌下、耳神经节等）、器官内节
节前纤维	短	长
节后纤维	长	短
分布	广泛	较局限
功能	相互拮抗、协调、统一	
内脏神经丛	心丛，腹腔丛，下腹下丛（盆丛）	

2. 交感神经节前神经的三去向和交感神经节后神经的三去向

节前神经	终止于相应的椎旁节
	在交感干内上 / 下行，终止于高 / 低位椎旁节
	穿椎旁节，内脏大、小神经终止于椎前节
节后神经	返回脊神经，随神经分支分布
	随动脉走行分布
	形成脏支，与副交感神经交织成丛

3. 副交感神经节

低级中枢	神经	神经节	分支分布
动眼神经副核	动眼神经	睫状神经节	瞳孔括约肌和睫状肌
上泌涎核	面神经	翼腭神经节	泪腺、鼻腔等处的黏膜腺
		下颌下神经节	下颌下腺、舌下腺及口腔黏膜腺
下泌涎核	舌咽神经	耳神经节	腮腺
迷走神经背核	迷走神经	器官旁节、器官内节	胸腹腔脏器的平滑肌、腺体、心肌
骶副交感核	盆内脏神经	器官旁节、器官内节	盆腔脏器的平滑肌、腺体、心肌

二、内脏感觉神经

牵涉痛： 某些内脏器官病变时，常在体表的一定区域产生感觉过敏或疼痛感觉的现象，称为牵涉痛。

三、内脏神经丛

交感神经、副交感神经和内脏感觉神经在分布到所支配脏器的过程中，常相互交织形成**内脏神经丛**，主要有心丛、肺丛、腹腔丛、腹主动脉丛、上腹下丛和下腹下丛（即盆丛）。

周围神经系统思考题

1. 桡神经、正中神经、股神经和腓总神经的分支分布、损伤后表现是什么？

2. 三叉神经、面神经、舌咽神经和迷走神经的分支分布、损伤后表现是什么？

3. 交感神经和副交感神经的异同是什么？

内脏神经

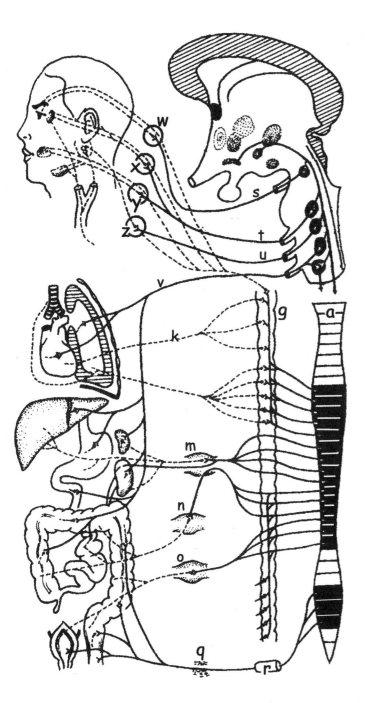

- ○ 脊髓 a
- ○ 颈丛 b
- ○ 臂丛 c
- ○ 胸神经 d
- ○ 腰丛 e
- ○ 骶丛 f

- ○ 交感干 g
- ○ 颈上神经节 h
- ○ 颈下神经节 i
- ○ 胸交感干神经节 j
- ○ 心神经 k
- ○ 内脏大神经 L
- ○ 腹腔神经节 m
- ○ 肠系膜上神经节 n
- ○ 肠系膜下神经节 o
- ○ 上腹下丛 p
- ○ 盆丛 q
- ○ 盆内脏神经 r

- ○ 动眼神经 s
- ○ 面神经 t
- ○ 舌咽神经 u
- ○ 迷走神经 v
- ○ 睫状神经节 w
- ○ 翼腭神经节 x
- ○ 下颌下神经节 y
- ○ 耳神经节 z

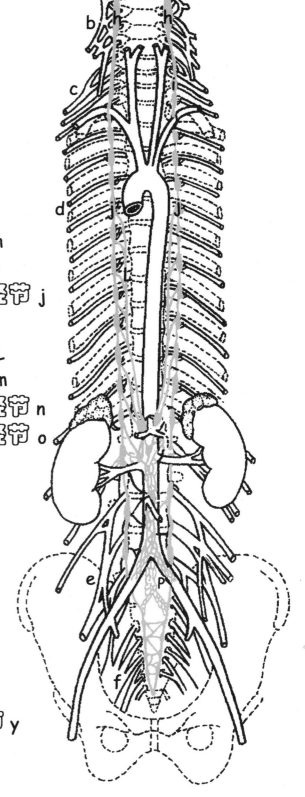

第十章 内分泌系统

内分泌系统由**内分泌腺**和内分泌组织组成，内分泌腺在结构上独立存在，内分泌组织则是散在于其他器官组织中。

内分泌腺	形态及位置	功能
垂体	椭圆形，重约0.5g，位于垂体窝内。上端借垂体柄连于下丘脑，前上方与视交叉相邻。由**腺垂体**和**神经垂体**两部分组成。其中腺垂体又分为远侧部、结节部和中间部，神经垂体分为神经部和漏斗部。腺垂体的远侧部和结节部又合称**垂体前叶**，神经垂体的神经部和腺垂体的中间部合称为**垂体后叶**	垂体前叶能分泌生长激素、促甲状腺激素等，而垂体后叶则可以释放一些由下丘脑视上核和室旁核产生的重要激素（如抗利尿激素和催产素等）；漏斗核还可与周围组织合成分泌多种激素释放因子或抑制因子，影响垂体前叶内分泌活动
甲状腺	呈"H"形，分左、右两个侧叶和峡。左、右侧叶上平甲状软骨中点，下至第6气管软骨的前外侧，后方平对第5~7颈椎高度；甲状腺峡位于第2~4气管软骨环前方	分泌甲状腺素和降钙素，调控机体的基础代谢并影响生长发育
甲状旁腺	上、下两对的棕黄色扁圆形黄豆状小体。均贴于甲状腺侧叶后缘，位于甲状腺的纤维囊之外，有时也可埋于甲状腺组织中	主要分泌甲状旁腺素，可调节钙磷代谢，维持血钙平衡
肾上腺	呈黄色，右侧为三角形，左侧近似半月形。位于腹膜之后，附于肾的内上方，肾上腺与肾共同包于肾筋膜内	肾上腺皮质可以分泌盐皮质激素（醛固酮）、糖皮质激素（皮质醇）及性激素（孕酮、雌激素和雄激素），肾上腺髓质还可分泌肾上腺素和去甲肾上腺素
松果体	位于背侧丘脑的后上方的椭圆形灰红小体，以柄附于第Ⅲ脑室的后部。在儿童时期比较发达，后开始退化，青春期后不断有钙盐沉积，甚至钙化形成脑砂，可作为X线诊断颅内占位病变、口腔牙齿正畸的定位标志	主要功能是抑制促性腺激素的释放，有防止儿童性早熟的作用。光照可抑制其激素的分泌

内分泌系统思考题

1. 甲状腺的位置、形态、毗邻和动脉供血是什么？
2. 垂体的位置、分部及其与下丘脑的关系是什么？
3. 垂体肿瘤时常出现视觉损伤的原因是什么？
4. 肾下垂时，肾上腺并不随之下垂的原因是什么？

内分泌系统

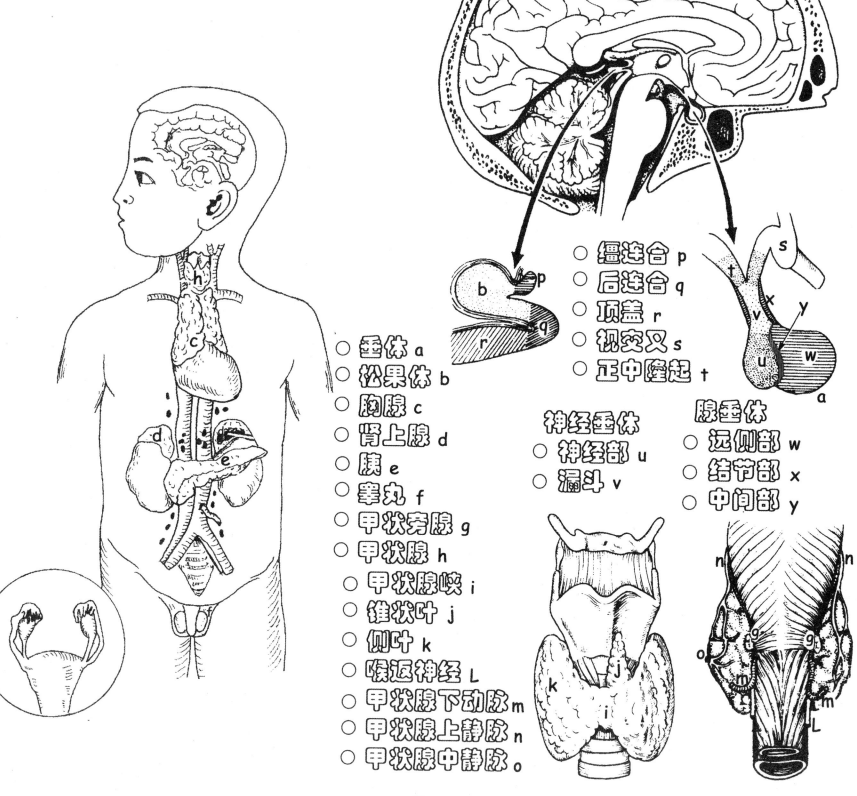

○ 缰连合 p
○ 后连合 q
○ 顶盖 r
○ 视交叉 s
○ 正中隆起 t

神经垂体
○ 神经部 u
○ 漏斗 v

腺垂体
○ 远侧部 w
○ 结节部 x
○ 中间部 y

○ 垂体 a
○ 松果体 b
○ 胸腺 c
○ 肾上腺 d
○ 胰 e
○ 睾丸 f
○ 甲状旁腺 g
○ 甲状腺 h
○ 甲状腺峡 i
○ 锥状叶 j
○ 侧叶 k
○ 喉返神经 L
○ 甲状腺下动脉 m
○ 甲状腺上静脉 n
○ 甲状腺中静脉 o

63

YIXUE HUITU CONGSHU——HUITU XITONG JIEPOUXUE

图书在版编目（CIP）数据

绘涂系统解剖学 / 张卫光, 方璇, 张凝雨编. —北京：北京大学医学出版社, 2016.10（2020.4 重印）
（医学绘涂丛书）
ISBN 978-7-5659-1478-2

Ⅰ.①绘… Ⅱ.①张… ②方… ③张… Ⅲ.①系统解剖学
Ⅳ.①R322

中国版本图书馆CIP 数据核字(2016) 第 242895 号

医学绘涂丛书——绘涂系统解剖学

编：张卫光　方　璇　张凝雨
出版发行：北京大学医学出版社
地　　址：（100191）北京市海淀区学院路 38 号　北京大学医学部院内
电　　话：发行部 010-82802230；图书邮购 010-82802495
网　　址：http ://www.pumpress.com.cn
E - mail：booksale@bjmu.edu.cn
印　　刷：中煤（北京）印务有限公司
经　　销：新华书店
责任编辑：赵　欣　王　霞　　责任校对：金彤文　　责任印制：李　啸
开　　本：787 mm×1092 mm　　1/ 12　　印张：5.5　　字数：145 千字
版　　次：2016 年 10 月第 1 版　2020 年 4 月第 2 次印刷
书　　号：ISBN 978-7-5659-1478-2
定　　价：20.00 元